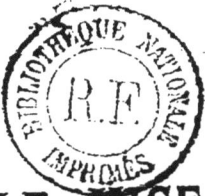

LE VICE CONJUGAL

DU MÊME AUTEUR

Le Sommeil, in-8º (Sueur).
La Doctrine des localisations cérébrales, in-8º (Sueur).
La Folie, in-8º (Sueur).
L'Intelligence et les lobes frontaux du cerveau, in-8º (Sueur).
La Volition animale, in-8º (Sueur).
Centres cérébraux et images, in-8º (Sueur).
Le Cerveau et le siège de la sensation, in-8º (Sueur).
Neurones cérébraux et psychisme transcendant, in-8º (Sueur)
La Main et le cerveau, in-8º (Sueur).
Spiritualisme et spiritisme, 2e éd., 1 vol. in-12 (Téqui).
Unité ou dualité cérébrale, in-8º (Sueur)
Le Diable et les sorciers, in-8º (Sueur).
La Sueur de sang, in-8º (Sueur).
Les Photographies d'esprits, in-8º (Sueur).
Le Diable et les mediums, in-8º (Sueur).
Les Effluves humains, in-8º (Sueur).
Hantise, in-8º (Sueur).
Les Frontières du surnaturel, in-8º (Sueur).
Une nouvelle théorie sur le cervelet, in-8º (Sueur).
Hallucinations, in-8º (Sueur).
Le Mécanisme du sommeil, in-8º (Sueur).
Pourquoi dormons-nous ? in-8º (Sueur).
La Raison, in-8º (Sueur).
Les Idées nouvelles en pathologie mentale, in-8º (Sueur).
La Conscience, in-8º (Sueur).
La Lévitation, in-8º (Sueur).
Spirites et mediums, 2e éd., 1 vol. in-16 (Amat).
L'Hypnotisme guérisseur, in-8º (Sueur).
Tempérament et caractère, in-8º (Sueur).
La Vie de Jeune Homme, 3e éd., 1 vol. in-18 (Maloine).
La Vie de Jeune Garçon, 2e éd., 1 vol. in-16 (Maloine).
La Vie de Jeune Fille, 5e éd., 1 vol. in-16 (Maloine).
Le Vice solitaire, 3e éd., 1 vol. in-16 (Maloine).
Autour du Mariage, 4e éd., 1 vol. in-16 (Maloine).
L'Ame et le Cerveau, 3e éd., 1 vol. in-8º (Maloine).
Le Sous-Moi, 2e éd., 1 vol. in-18 (Maloine).
L'Amour, 2e éd., 2 vol. in-8º (Maloine).

Docteur GEORGES SURBLED

Médecin de l'Hôpital Anne-Marie,
Professeur à l'Ecole d'hospitalières de San-Salvadour
et à l'EMC.

Le Vice Conjugal

PARIS

A. MALOINE. ÉDITEUR

25-27, Rue de l'École de Médecine, 25-27

PRÉFACE

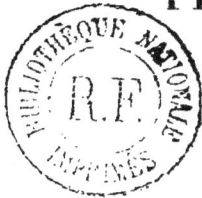

Ce livre traite un sujet des plus délicats, des plus graves et, nous l'avouons,
nous a coûté plus de peine que les
autres, ce qui en a retardé longtemps
la publication. Mais nous avons senti
notre responsabilité d'écrivain en face
d'excès qui vont se multipliant et
mettent en péril l'existence même du
monde, et nous avons rempli notre
devoir, tout notre devoir.

Plus d'un lecteur se rendra difficilement à nos raisons, combattra nos conclusions, se plaindra de notre âpre franchise. Qu'il nous écoute sans passion, qu'il réfléchisse devant Dieu, qu'il interroge sa conscience, et il nous rendra tôt ou tard ce témoignage que nous avons dit la Vérité, pour l'honneur de la raison humaine et le salut du pays.

INTRODUCTION

Au seuil de cette grave et délicate étude,
une question préjudicielle se pose : Faut-
il le dire ?

Est-il sage, est-il opportun de dénoncer
un vice honteux qui, comme un chancre
rongeur, envahit et ruine non seulement
la France, mais l'Europe, l'Amérique et
bientôt tous les pays de la terre ? Ne serait-
il pas plus indiqué de cacher soigneuse-

ment la fraude conjugale à ceux qui l'ignorent ou la connaissent mal, à ceux surtout qui ne sont pas tentés de la pratiquer? Ne serait-ce pas un moyen de limiter le mal s'il en est temps encore ?

L'alternative a été posée et discutée. Nous ne nous y arrêterons pas, parce qu'elle nous paraît oiseuse. Ce n'est pas au moment où la maison brûle qu'on s'attarde à de vaines controverses : le mieux est de combattre sans répit l'incendie. Ne ressemblons pas à la stupide autruche que le danger trouve désarmée et qui croit s'en préserver en cachant la tête sous l'aile.

Tous les pays d'Europe et d'Amérique, ceux qui se disent *civilisés* sont atteints du mal cruel ; et ce n'est pas à eux que notre livre apprendra l'odieuse pratique. Mais nous remplirons du moins notre pénible tâche, qui est de leur montrer le côté gravement délictueux et criminel que les mœurs faciles du jour tendent à leur voiler.

Quant aux peuples païens et sauvages s'ils ont bien des vices, ils n'ont pas celui que nous stigmatisons, et ils n'ont encore ni la facilité ni le loisir de s'instruire dans la presse et les livres d'Europe.

Il y a d'ailleurs à l'horizon un spectre terrifiant qu'il est impossible de ne pas voir : c'est le spectre de la dépopulation. Et il n'y a pas à douter de sa principale cause. Ce sont les honteuses pratiques de l'onanisme qui, en se généralisant, ont arrêté l'essor de la natalité et provoqué les excédents de décès (1). Or, il ne faut pas se le dissimuler, la continuation de ces pratiques, la décroissance progressive de la population, c'est à bref délai la déchéance, la ruine.

On a cherché à mesurer l'étendue du mal ; mais les chiffres qu'on atteint sont si élevés qu'ils sont déconcertants et presque décourageants. Ce n'est pas par milliers, c'est par millions que se comptent les crimes contre la génération. Qui dira jamais le nombre de vies que sacrifie journellement le vice conjugal ? Et si on y ajoute celui des avortements secrètement pratiqués dans

1. Voir notre article aux *Etudes* 5 oct. 1902. Cf. Bayard, *La peur de l'enfant,* 1907.

l'alcôve ou dans les officines louches, on est littéralement effrayé.

Les recherches de nos confrères Doléris, Boissard, Tissier et Mauclaire ont établi que depuis quelques années seulement les hospitalisations par suite d'avortement ont triplé à Paris. Des constatations analogues ont été faites dans les grandes villes de France, et notamment à Toulouse, par le Dr Audebert. Mais, est-il besoin de le dire, tout le mal ne se limite pas là. Il y a, d'après tous les médecins légistes, deux sortes d'avortements : ceux qui ont des suites graves et réclament des soins, ceux qui s'opèrent bien et ne laissent aucune trace. Ces derniers sont infiniment plus nombreux, et on a pu établir le pourcentage. Si on en tient compte en calculant la proportion des avortements par rapport à la population totale, on trouve le chiffre de 0, 325, ce qui représente, par an, et pour 38 millions d'habitants, *120.000 destructions de fœtus*. Et il faut remarquer que cette effroyable statistique ne donne qu'un minimum, aucun médecin ne pouvant supputer le nombre exact des crimes qui se commettent dans l'alcôve.

En présence d'une telle situation qui révèle une grande misère morale, notre devoir est de pousser un cri d'alarme et d'aviser aux moyens de combattre le mal et sinon de le supprimer, du moins d'en diminuer les ravages, quitte à instruire quelques-uns, à contrister beaucoup d'autres et à faire une œuvre ingrate. Le salut du pays et de la société est en jeu, et nous

n'avons pas le droit de nous en désintéres-
ser.

Mais nous ne nous illusionnons pas sur la
portée de notre effort. Nous donnons un
salutaire avertissement. Aux intéressés de
l'entendre et d'en profiter, s'ils veulent
comprendre leurs véritables intérêts, être
des hommes libres et raisonnables, en un
mot s'ils veulent vivre.

LE VICE CONJUGAL

CHAPITRE PREMIER

L'ONANISME

Le *vice conjugal* est trop répandu, trop connu, pour que nous nous attardions à le définir. C'est, pour le dire d'un mot, l'*onanisme*, l'onanisme conjugal, que son étymologie suffit à caractériser. Il a une antiquité considérable, mais n'en est pas plus considéré ni plus respectable. On peut regretter que de nombreux médecins aient abusé du terme en le détournant de son acception primitive. Lisez leurs ouvrages et vous constaterez qu'ils désignent également sous le nom d'*onanisme* toute une vaste classe de désordres charnels qui ne se rapportent que très indirectement au mariage, en particulier la masturbation. Ils font là une confusion regrettable, contre laquelle nous mettrons tout de suite nos lecteurs en garde. Les théologiens — et nous nous rangeons à leur sentiment — caractérisent exactement l'onanisme en ces termes : « effusio seminis extra vas debitum. » C'est rester dans la vérité de l'histoire et dans la bonne tradition des moralistes.

Onan, qui a donné son nom au vice conjugal, est un personnage tristement fameux de la Bible. Son crime est dénoncé par le livre saint avec une telle clarté qu'il ne laisse aucune prise au doute. Voici en effet le texte même du chapitre XXXVIII de la Genèse :

« Juda prit pour Er, son premier-né, une femme nommée Tamar.

« Er, premier-né de Juda, était méchant aux yeux de l'Eternel ; et l'Eternel le fit mourir.

«Alors Juda dit à Onan : Va vers la femme de ton frère, prends-la comme étant son beau-frère, et suscite une postérité à ton frère.

« Onan sachant que cette postérité ne serait pas à lui, se souillait à terre lorsqu'il allait vers la femme de son frère, *afin de ne pas donner de postérité à son frère.* »

Quel que soit le prétexte, l'intention de l'acte est bien indiquée, et la faute s'y

2

trouve : c'est d'éviter la génération dans l'acte même du mariage.

La réprobation qui poursuit Onan et tous ses imitateurs, part de Dieu même et est sans appel. Le texte sacré est formel : « Dieu le frappa, parce qu'il avait fait une chose détestable. »

Qui oserait s'inscrire en faux contre cette solennelle sentence ? N'est-elle pas le verdict de la raison même ? Le sens génital nous est donné, dans le mariage, pour atteindre sa fin naturelle, qui est la génération. Tout ce qui s'oppose à cette fin est interdit. Or, dans la pratique d'Onan, ce n'est pas seulement la passion brutale qui est en jeu, c'est la raison, notre faculté maîtresse et distinctive, qui ruse avec la nature pour satisfaire le sens et qui détourne honteusement la semence de son but. Par une monstrueuse aberration, l'esprit se met au service de la bête et, loin d'obéir au devoir, le viole et l'outrage en devenant l'esclave de la plus vile passion.

L'onanisme est un crime contre nature, un péché mortel de l'esprit et du cœur. Pourquoi faut-il ajouter qu'il est très commun, presque partout en usage, au point de constituer un véritable fléau social, la marque et la honteuse flétrissure du mariage moderne ? On ne peut que déplorer cette fréquence, mais il serait vain de la dissimuler.

Longtemps, le vice conjugal s'est exercé dans l'ombre et le mystère. Ses ravages n'en ont pas moins été considérables et rapides. Limité d'abord aux classes riches et éclairées, il s'est bientôt propagé aux classes moyennes; et on le trouve aujourd'hui connu et pratiqué à tous les rangs de la société.

Le peuple des villes se complaît dans la mauvaise habitude, qui n'est plus ignorée même dans les campagnes les plus reculées. Elle sert si bien les mauvais calculs et les basses jouissances qu'elle est adoptée, à peine connue. C'est ce qui explique sa rapide extension et qui constitue son grand danger au point de vue social. Elle est un capital facteur de dépopulation, et c'est par l'abaissement graduel des naissances qu'on juge de ses incessants progrès chez les différents peuples où elle sévit.

On s'est plu à désigner la France comme le centre et le foyer de l'onanisme ; mais

les faits nous obligent à regarder cette
proposition comme erronée. Sans doute
notre malheureux pays est de plus en plus
déshonoré par la malheureuse pratique,
mais il n'en a pas le monopole, il ne l'a
ni inventée ni propagée. Elle est d'un usage
fréquent chez les peuples anglo-saxons.
Nulle région n'y recourt plus abusivement
que l'Amérique du Nord. Et l'abaissement
formidable des naissances qui en résulte
s'accuserait lamentablement aux Etats-
Unis s'il n'était compensé dans les statistiques par un flot énorme d'immigrants.
L'individualisme protestant n'est pas fait
pour sauvegarder la morale, surtout dans
les affaires qui regardent le for intérieur.
Et il faut proclamer hautement à cet égard
la vertu supérieure du catholicisme. Les

peuples latins se sont longtemps signalés à l'admiration publique par leur respect des lois sacrées du mariage ; et ils n'ont descendu la pente fatale du vice qu'à partir du jour où ils ont abandonné la foi ancestrale et les pratiques religieuses. Il ne tient qu'à eux de remonter cette pente et de retourner, avec l'aide de Dieu et de son Eglise, à la vertu et à l'honneur.

CHAPITRE II

La pratique commune

Le vice conjugal est-il un *vice à deux* ou n'accuse-t-il, au moins dans certains cas, qu'une seule part de responsabilité ? La question est importante au point de vue moral et vaut la peine d'être examinée.

D'une manière générale, il est permis d'affirmer que dans la pratique onaniste il y a part *à deux*. La vie conjugale ne se conçoit pas sans une double collaboration, et il est difficile d'admettre qu'un vice aussi habituel que la fraude soit possible sans le concours plus ou moins effectif de l'un et de l'autre conjoints.

On ne désire pas d'enfant, du moins au delà d'un certain chiffre fixé d'avance, on prétend néanmoins jouir sans réserve, on ne veut pas sincèrement, loyalement, la fin du mariage et on s'arrange pour ruser avec la nature, au détriment de l'honneur.

On opère d'accord et on croit être en règle avec la conscience parce que les calculs ont été faits tacitement et ne dépassent pas l'alcôve. Le mari et la femme s'entendent comme larrons en foire : comment ne porteraient-ils pas également la responsabilité d'une fraude concertée et voulue ?

Cette fraude entre si bien dans l'habitude des ménages qu'elle devient facile, qu'elle s'excuse, qu'elle se justifie même à la faveur d'une obtusion grandissante du sens moral. On lui trouve des avantages qu'on ne soupçonnait pas : on la déclare utile, précieuse, indispensable. Et on en arrive à ne plus la garder du grand jour, à la déclarer publiquement, à s'en vanter et à s'en glorifier même. C'est le comble de l'inconscience et de la honte.

Qu'on use dans le secret de la fraude conjugale, c'est une faiblesse qui se comprend ; mais qu'on en fasse gloriole, c'est un outrage à la raison et à la foi qui ne se conçoit plus. Et pourtant les onanistes enragés en arrivent vite à ce degré d'inconséquence et de misère mentale. Ils rejettent toute pudeur et ne craignent pas de déclarer tout haut qu'ils ont des rapports sans conséquence et sans danger, qu'ils jouissent pleinement sans le moindre tracas.

Ils ont si complètement perdu le sens moral, qu'ils ne respectent plus l'honneur des autres. Méconnaissant la sainteté du lien conjugal, ils n'ont plus d'égards pour ceux qui l'observent encore, ils les méprisent et les narguent; ils n'ont qu'une pitié dédaigneuse pour les naïfs qui usent avec droiture du mariage, qui en observent les lois, qui en acceptent simplement les effets et les charges. Et l'on assiste douloureusement à un triste revirement des rôles.

Ce ne sont plus les fraudeurs qui ont honte et qui rougissent. Ces débauchés sans

vergogne poursuivent de leurs outrages et
de leurs moqueries les conjoints qui se respectent, les honnêtes gens. Ils lèvent la
tête et sont fiers de connaître et d'appliquer le procédé malhonnête, honteux, anti-
social, qui assure à la fois le plaisir sensuel
et la stérilité. Et les autres sont tentés de
rougir à leur tour, de s'alarmer de leur iso-
lement, parce qu'ils sont et veulent rester
des honnêtes gens.....

La collaboration des deux conjoints
dans la fraude n'est pas contestable le plus
souvent, mais leur part est inégale. L'initiative appartient d'ordinaire au mari, non
pas plus perverti, mais plus hardi, plus
ouvert, plus instruit dans le mal que sa
femme par sa « vie de garçon », par ses relations, par ses lectures. Il enseigne son art

à sa femme qui l'accepte sans trouble, parfois après une molle et vaine protestation, parfois aussi avec joie et empressement. Tous les deux sont vite d'accord pour se mettre à couvert de la procréation sans se préoccuper si la morale est sauve.

Mais, il faut le dire, la femme prend, plus souvent qu'on ne croit, la part principale à l'onanisme. Qu'elle soit effrayée par la perspective toujours sérieuse de la maternité, qu'elle veuille se préserver de ses dangers possibles ou de ses lourdes sujétions, qu'elle soit guidée par l'idée de s'en tenir aux seules jouissances du sens ou qu'elle ait encore peur de se voir un jour supplantée dans l'affection de son mari qu'elle veut exclusive, elle a dès le début de l'hyménée et même avant une pensée absorbante à la réalisation de laquelle elle consacre toutes ses habiletés : se dérober au fardeau de la maternité. Elle saisit adroitement les occasions de manifester son ardent désir, de le communiquer, de l'imposer, elle a le triste courage de suggestionner son mari, faible ou ignorant, et de le guider dans la voie du crime. Oh ! sa prudence est habile, et elle ne va jamais brutalement au but. Mais si elle n'indique pas les moyens de fraude à son conjoint, elle l'amène doucement et sûrement, elle l'oblige à les prendre. Nous n'insistons pas sur ces honteux détours du sexe faible au service du mal, mais nous tenons à les signaler pour réfuter l'erreur commune à tant de moralistes qui attribue à l'homme l'initiative constante de l'onanisme conjugal.

Dans ces différentes circonstances, il est clair que les deux époux sont également responsables et coupables. Leur faute s'aggrave par la forme habituelle qu'elle revêt. Sa constance ne met plus en cause seulement la passion, mais la volonté et la raison. On conçoit qu'une fois ou l'autre on se laisse vaincre par l'ardeur du sens, mais on ne saurait admettre une capitulation habituelle et voulue. On doit toujours régler sa vie conformément à la saine raison, et on doit y appliquer toutes les forces de sa volonté.

La part faite, et largement faite, à la collaboration des époux, il faut reconnaître que certains ménages ne s'entendent pas sur l'usage de la fraude et ne comprennent qu'un seul coupable. La situation du con-

joint *honnête* est délicate, cruelle, into-
lérable même et mérite toute la sollicitude
des moralistes.

N'en déplaise à l'opinion courante, il
y a des maris honnêtes, et qui ne comprennent pas l'union conjugale en dehors des
voies droites fixées par la nature et par
Dieu. Ils connaissent leur devoir et veulent
le remplir. Que faire en face d'une épouse
disposée à la fraude ? Comment lui faire
entendre raison ? Comment l'amener à la
bonne pratique ? Et si elle refuse net le
devoir, comment se comporter ? Faut-il
user de contrainte ou s'abstenir ? Ce
sont là de redoutables cas de conscience.
qui se présentent trop souvent et que
nous n'avons pas à solutionner ici.
On comprend que la réponse varie sui-

vant les personnes, les milieux et les circonstances de fait.

En face d'un mari onaniste, la situation
d'une femme honnête n'est ni moins délicate ni moins angoissante. Il est évident
que toute sa pensée, tous ses efforts doivent tendre à empêcher l'acte coupable.
Sa puissance d'action est considérable et
peut ici s'exercer utilement. Mais si toutes
ses habiletés se brisent contre une volonté
inébranlable, que doit-elle faire ? Doit-
elle se refuser au devoir ou au contraire se
prêter à une manœuvre qu'elle sait être
coupable ? L'alternative a été longuement
étudiée par les théologiens, et ils ont très
heureusement résolu la question, en tenant surtout compte de l'accord des époux
qui importe souverainement à l'union.

La femme est tenue en conscience de rendre le devoir quand elle a pu obtenir de son mari la promesse de consommer naturellement l'acte conjugal et qu'elle sait que cette promesse a été faite sérieusement.

Mais si le mari onaniste persiste dans sa mauvaise intention, s'il insiste fortement pour avoir satisfaction, s'il jure et menace, s'il en arrive aux voies de fait, s'il va chercher au dehors le plaisir et surtout s'il introduit une concubine au foyer domestique, la conduite est toute tracée : la femme peut et doit se prêter aux exigences de son époux.

Elle ne le pourrait plus, s'il ne s'agissait pour elle que d'éviter des inconvénients intrinsèques au mariage, la grossesse par exemple. Ce serait se rendre directement complice de la faute maritale. Nous ne pouvons entrer dans les détails de cette grave question qui a été étudiée ailleurs (1) et qui ne sera jamais épuisée, tant elle est complexe.

Pour la femme, comme pour l'homme, les cas de conscience abondent et ne comportent qu'une solution individuelle. Remarquons cependant que le sexe faible use facilement de compromis et de détours. S'il y a encore, grâce à Dieu, beaucoup de femmes honnêtes et chrétiennes, toutes ne le sont pas au point d'accomplir tout leur devoir. Elles biaisent volontiers avec leur conscience et éludent sans remords les principes qu'elles professent sans crainte. Plusieurs subissent docilement,

1. Dr S., *La Morale*, 11e édition, t. I.

avec complaisance même, les différentes formes d'onanisme, tout en se persuadant qu'elles n'y consentent pas formellement et qu'elles n'y ont aucune part. Ne doivent-elles pas remplir leur devoir, tout leur devoir ? Ne doivent-elles pas obéir à leur mari ? Elles se prêtent donc à tous les caprices du sens, à toutes les fantaisies de la fraude. Leur complicité n'est pas contestable : elle existe de fait toujours, d'intention souvent et ne saurait être trop énergiquement condamnée.

CHAPITRE III

PROCÉDÉS DE FRAUDE

L'onanisme, tel que nous l'avons exposé au chapitre précédent, n'est pas la seule fraude en usage pour obtenir le plaisir sans danger de procréation. Le vice conjugal qui s'exerce sur une vaste échelle a trouvé bien des procédés pour satisfaire la passion au détriment du devoir ; et, quelque répugnant que soit notre office, il nous faut les exposer ici sommairement, ne serait-ce que pour montrer aux débauchés que nous connaissons toute l'étendue de leurs misères et que nous ne sommes ni dupes ni complices de leurs détestables artifices.

Les *manœuvres antifécondantes*, hélas ! sont trop répandues aujourd'hui pour être ignorées de personne. Elles s'affichent en quelque sorte publiquement dans les catalogues, dans les prospectus dont la poste nous gratifie et nous inonde, et même dans des brochures et dans des livres. La morale publique souffre cruellement d'une telle propagande, mais le pouvoir ne l'ignore pas et n'en a cure. Ce n'est pas pour la servir qu'on a supprimé la censure. Les mauvaises mœurs ont beau jeu pour s'exercer, et elles profitent scandaleusement de la liberté ou plutôt de la licence qu'on leur laisse. Il faudra tôt ou tard leur barrer la route, car elles nous mènent tout droit à la barbarie et aux pires turpitudes.

La plus connue des pratiques antifécondantes est certainement celle de la *capote anglaise*, dénommée encore *condom*, boyau préservatif, poche intime, etc. Les Anglais, est-il besoin de le dire, n'ont pas en cette matière le privilège de l'invention ; et il est certain qu'ils ne nous l'ont pas attribué en appelant l'appareil *french letter*.

Qu'est-ce que la *capote anglaise* ?

C'est une poche en tissu mou et léger, une sorte de fourreau mince et extensible dont on se sert pour empêcher le liquide fécondant d'atteindre son but. Là est l'artifice, ingénieux et simple ; là aussi la fraude coupable, le vice contre nature.

La capote anglaise a la prétention de donner à la fois la plénitude de la jouissance et la certitude de ne pas procréer. Nous n'avons pas à rappeler que son usage est condamné par la plus élémentaire morale et qu'un honnête homme ne saurait jamais y avoir recours. Mais nous tenons à observer que les avantages présumés de la mauvaise pratique sont illusoires et faux trop souvent. Et cette considération utilitaire ne paraîtra pas vaine à ceux de nos lecteurs qui sont tentés par le plaisir et que ne garderaient pas l'austère règle du devoir.

La capote ne donne pas toujours pleine satisfaction à ceux qui ne craignent pas de s'en servir. D'ordinaire, elle est plus ou moins gênante et enlève toujours quelque chose au plaisir. La nature n'a pas prévu ce supplément de précaution, en souffre et s'en plaint. Mais les habitués se résignent et se consolent vite par la pensée qu'avec une petite gêne ils s'assurent contre la procréation.

C'est encore plus d'une fois une illusion, et il ne faut pas hésiter à la dissiper. La membrane de la capote doit être très mince pour être supportée, et par le fait elle est très fragile et très vulnérable. On peut facilement la rompre en la mettant ; et elle demeure susceptible de s'érailler pendant l'acte. C'est ainsi qu'elle donne souvent une fausse sécurité. On en use en toute confiance, et on est parfois trompé par l'événement. Le sperme qu'on croyait réservé s'échappe furtivement par un pertuis microscopique, par une petite fissure et arrive à ses fins. La fécondation s'opère à la sourdine, alors qu'on avait pris toutes les dispositions pour l'empêcher. Il y a dans l'histoire de l'onanisme des cas relativement fréquents de ce genre. On les qualifie à tort d'accidents.

Ce n'est pas tout. La capote a pour principal but de s'opposer à la fécondation ; mais là ne s'arrêtent pas ses précieux avantages, au dire des malheureux qui s'en servent et surtout des industriels qui en font le malhonnête et lucratif commerce. Elle servirait à préserver l'organisme de tout accident vénérien. Nous n'insisterons pas ici sur ce beau rôle qui n'intéresse guère que les fornicateurs. Ils sont toujours très préoccupés de se garantir contre les dangers de leur vice. Pourquoi ne se

rendent-ils pas compte que tous les préservatifs recommandés en pareil cas, po-
ches, onguents, pommades, sont illusoires
et trompeurs. Il n'y en a qu'un d'infaillible, et c'est celui qu'indiquait spirituel-
lement un jour le célèbre professeur Pajot :
c'est la *continence...* qu'on connaît de
réputation et dont on ne veut pas faire
usage. La capote anglaise qu'on lui substitue n'a pas la suprême vertu dont ses
partisans la gratifient : elle ne rend pas la
contamination impossible et n'assure pas
une immunité parfaite aux relations les
moins garanties. Pourquoi ? Parce qu'elle
est faible et capable, comme nous l'avons
dit, de se déchirer au moindre effort,
sous une faible tension. Un mot célèbre
la caractérise, en donne la vraie valeur :

« *Cuirasse contre l'amour, toile d'araignée contre le danger !* » L'intérêt bien compris doit donc en détourner les gens sages que le sentiment de l'honneur et le respect de la morale ne suffiraient pas à retenir dans le droit chemin.

La pratique de la capote étant gênante pour l'homme qui veut se consacrer sans contrainte au plaisir, n'y a-t-il pas un moyen plus simple d'empêcher les effets du rapprochement? Assurément c'est celui qui garantirait l'utérus, qui le mettrait à l'abri des spermatozoïdes. On devine qu'il a été bientôt trouvé et mis en usage par l'homme et la femme, également désireux d'éviter la fécondation. Les premiers procédés ont été grossiers, imparfaits et ne sont rappelés ici que pour mémoire, et parce qu'ils satisfont encore certains ménages. Avant l'acte, un tampon (ouate, linge, etc.) est introduit au fond du vagin, pour recevoir le liquide spermatique et l'empêcher d'atteindre le col utérin. Cette pratique, est-il besoin de le dire, est absolument condamnable ; et par surcroît, elle est des moins sûres, ce qui lui a valu d'être abandonnée par les gens avisés. Le sperme imbibe l'obstacle, le pénètre, le traverse, et les spermatozoïdes sont capables d'arriver par surprise jusque sur le col et d'y pénétrer. Ce n'est pas tout. Souvent le tampon se déplace, s'écarte, se loge de côté, dans les culs-de-sac et devient inutile. Signalons encore qu'il gêne les rapports et n'est pas sans danger pour l'utérus.

L'industrie a trouvé mieux. Elle offre aux femmes désireuses de jouir sans tracas un obturateur merveilleux en caoutchouc ou baudruche qui s'applique exactement au vagin ou au col utérin et donne une sécurité au moins égale à celle de la capote : c'est le cône préservatif anglais ou français, c'est le pessaire occlusif anti-conceptionnel, c'est le boyau intime ou tout autre nom fantaisiste dont on gratifie l'appareil fraudeur. On ne peut nier qu'il y a là pour le vice un perfectionnement ingénieux dont il abuse à plaisir ; mais il serait vain de méconnaître les difficultés et les accidents.

Les organes se suivent et ne se ressemblent pas. Ils présentent les conformations les plus diverses, et les commerçants n'ont pu répondre à toutes les indications. Tel organe se prête admirablement au cône préservateur ; tel autre lui est obstinément rebelle. Une poche paraît intacte, solide, exactement appliquée, qui se dérobe ou se déchire plus tard au moment où elle devait remplir son rôle. D'où il résulte que la fraude ne s'exerce jamais avec une pleine sécurité. Il n'y a de vrai que la bonne Nature. Pourquoi ne pas la respecter ?

Les fraudeurs sont si désireux de perpétrer le mal et de s'assurer contre les suites de l'acte qu'ils n'hésitent pas à compléter un procédé par un autre. C'est ainsi qu'après avoir usé de la capote ou du cône, pour parer à toute éventualité, ils ont recours à d'abondants et systématiques lavages de la cavité vaginale.

Aucune illusion n'est possible. Les lava-

ges vaginaux qu'on opère immédiatement
après le rapport ont un but criminel. Quel
que soit le prétexte qu'on leur donne, qu'ils
soient faits avec de l'eau froide ou avec de
l'eau chaude, avec des liquides antisep-
tiques , astringents ou aromatiques, ils
ont pour résultat presque certain de détruire les effets naturels du rapprochement,
d'altérer et de faire disparaître de l'utérus
et du vagin la matière fécondante qui vient
d'y être déposée. Et les fraudeurs qui y
recourent savent très bien cet effet : ils
n'ont pas l'ignorance pour excuse.

Nous n'insistons pas sur cette question
des lavages que nous avons longuement
étudiée ailleurs (1) et nous nous bornons

---

1. Dr S., *La Morale*, t. I; *La Vie à deux*.

à rappeler que ces lavages ne sont licites que douze heures après le rapport.

Avons-nous épuisé la série des manœuvres frauduleuses ? Nullement. Après l'onanisme vulgaire, après la capote masculine et féminine, après les lavages, il nous reste à signaler la pratique savante qui supprime le danger en s'adressant à la source même, la castration. Quelque étrange qu'elle soit, cette pratique existe en Europe comme en Amérique ; et notre devoir est de la dénoncer. On supprime les ovaires d'une femme dans le but avoué ou non de lui assurer les plaisirs de la vie conjugale sans ses lourdes charges. C'est une forme nouvelle d'onanisme, forme raffinée et odieuse.

Nul n'admire plus que nous les progrès de la chirurgie contemporaine, nul n'en

4

reconnaît davantage les bienfaits. Grâce aux méthodes nouvelles, les *laparotomies* (ouvertures du ventre) sont faciles, et l'ablation des ovaires est devenue une opération courante. C'est un résultat précieux pour la thérapeutique des affections abdominales, et nous y applaudissons de grand cœur.

Mais, une fois entrés dans la pratique du couteau, les chirurgiens sont mis en appétit, se grisent de leurs succès, se font un jeu d'opérer. Il y a déjà longtemps qu'un maître en gynécologie, le docteur Doléris protestait contre les *opérations à sensation* des jeunes débutants et y dénonçait un « déchaînement de licence chirurgicale ». Les opérateurs se sont multipliés et chacun d'eux a multiplié ses laparotomies. Un

confrère de Charleston (Etats-Unis) que
signale le docteur Truesdale se vantait
d'avoir en un an châtré 44 femmes dans
sa petite ville. Combien en France ont fait
autant ou pire? On renonce à exhiber ces
excès du couteau, tant ils déconsidèrent
la profession médicale ; mais il faut bien
stigmatiser une telle débauche au nom de
la conscience.

On comprend sans peine que les gens du
monde où l'on s'amuse ne pouvaient rester
longtemps indifférents à ces triomphes de
la chirurgie. C'est avec joie qu'ils apprirent
l'innocuité des laparotomies, les facilités
de la castration. Comment ne pas recourir
à un procédé si simple, si radical? La
pensée vint tout de suite aux plus avisés, et
elle se fit tenace, obsédante. La castration

n'était-elle pas le remède suprême, idéal ?
Une fois faite, le sens avait libre carrière et trouvait sans crainte toute sa jouissance. Dès lors, adieu les précautions et
les préoccupations qui enlèvent toute sa-
veur au plaisir : plus de capote, plus de
cône, plus de lavages ! Une bonne opération
sous le chloroforme, et en une heure le tour
est joué !

Entre ces femmes de mœurs faciles et
les chirurgiens peu scrupuleux, les com-
promissions de conscience étaient tout
indiquées, et l'accord fut vite conclu. Les
castrations de complaisance ne se comptent plus ; mais on a soin de les faire au
nom d'une indication pathologique. On
n'enlève jamais les ovaires que pour re-
médier à des métrites, à des salpingites

rebelles, à des règles douloureuses, à des névralgies intolérables : ce sont les maladies qui servent de couverture. Nul n'est meilleur juge que le chirurgien pour décider d'une opération ; et le monde est bien mal éclairé pour juger des cas particuliers, et pour savoir si tel cas est justiciable du couteau, si tel autre ne relève que de la débauche sensuelle. Ne sondons pas les reins ni les cœurs ; mais rappelons-nous qu'une opération aussi radicale que la castration féminine ne doit jamais être tentée sans mûr examen et longue délibération, après avis de plusieurs médecins et chirurgiens, avec le consentement non seulement de l'intéressée, mais aussi du mari même.

Ce dernier consentement a manqué plus

d'une fois. Des femmes ont été privées de leurs ovaires à l'insu du mari ; et le chirurgien coupable se trouvait exposé dans ce cas à des poursuites judiciaires. Le fait est rare. Il est plus fréquent, hélas ! de voir le mari d'accord avec sa femme pour solliciter une castration opportune, toujours sous le prétexte d'une maladie à guérir. On cite même des époux qui n'ont pas craint de dissimuler à leur compagne le caractère spécial et grave de l'opération, de lui cacher ses irréparables effets; uniquement pour obtenir le consentement désiré. Il faut plaindre de tels hommes ; mais comment aimeraient-ils et respecteraient-ils leur femme, ceux qui ne se respectent pas eux-mêmes et prétendent conduire leur vie en dehors des voies du devoir et de l'honneur ? A quels abaissements conduit le vice conjugal ! On l'a vu au cours de ce chapitre, et il est temps de montrer que la pente est insensible et fatale de la fraude au crime ou pour mieux dire qu'il n'y a pas de différence appréciable de l'un à l'autre.

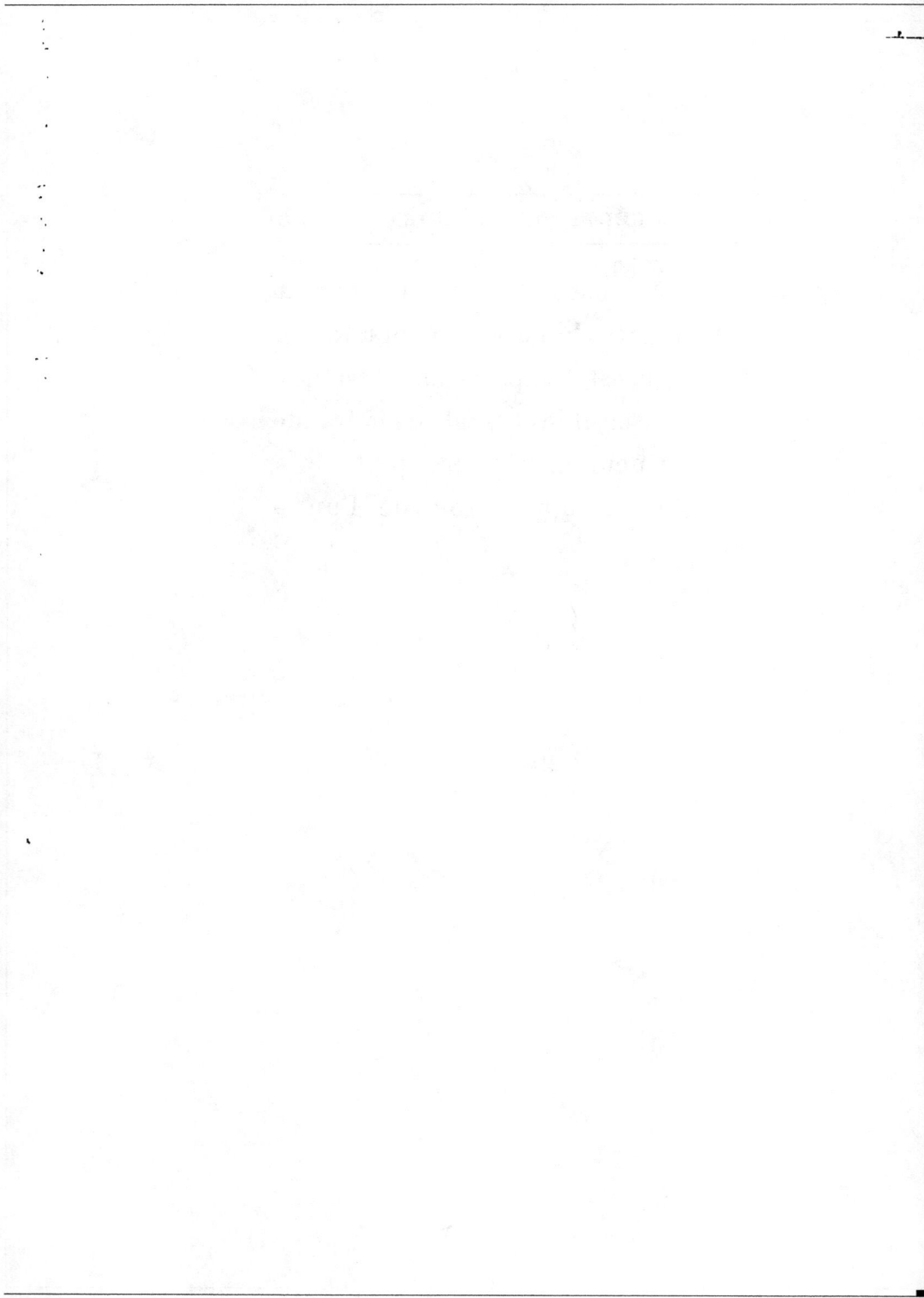

CHAPITRE IV

FRAUDE ET CRIME

Dans le désarroi moral où se débat la société contemporaine, il est malaisé de s'orienter, il serait même impossible de reconnaître la voie droite et le devoir sans l'enseignement invariable et infaillible de l'Eglise. Naguère on apprenait la morale avec le catéchisme ; et il n'y avait pas d'ambiguité dans la profession d'*honnête homme*. Aujourd'hui avec les amoindrissements successifs des pouvoirs publics et

de la philosophie officielle, la morale s'est
émiettée et a en quelque sorte disparu. Et
les esprits voguent à l'aventure, sans loi
et sans principes, à la merci des caprices
de l'imagination et des sens.

C'est ainsi qu'on en est arrivé, par une
série de compromis de conscience, à ne
plus voir le caractère immoral, délictueux,
criminel de la fraude conjugale. Que de
gens y recourent sans scrupules et sans
honte ! Il y en a même qui s'en vantent : ce
qui indique une complète obtusion du sens
moral. De la fraude au crime, déclarent-
ils, il y a un abîme. Ils font de la casuis-
tique savante et ils s'ingénient à trouver
des excuses, voire une justification à leur
vice. Et ils invoquent gravement en leur
faveur la loi civile ; comme si cette loi

fixait les bornes de la moralité et suffisait à éclairer et à régenter notre conscience.

Ne nous laissons pas illusionner par les sophismes du monde et rétablissons nettement la vérité des faits, quitte à provoquer chez certains d'amères réflexions et de cruels remords. Il faut avoir le courage d'enseigner et de pratiquer la morale dans son intégrité et dans son ampleur.

Les manœuvres de fraude et les manœuvres d'avortement, qu'elles soient suivies ou non d'effet, ont un lien commun qui n'est pas contestable : elles sont également coupables, également criminelles. Toutes deux ont pour but, sinon pour résultat d'anéantir les enfants, d'arrêter ou d'interrompre la génération pour laquelle est institué le mariage. N'est-ce pas mécon-

naître et violer indignement la loi naturelle ?

On nous objecte la différence qu'établit
ici le code : il poursuit et condamne l'avortement, tandis qu'il n'inquiète pas les
onanistes. Mais que nous importe ? Est-
ce que notre souveraine règle de conduite
n'est pas notre conscience éclairée et droite,
et non le code ? Ce code étroit et incom-
plet qu'appliquent nos tribunaux ne pré-
voit que nos actes extérieurs dommagea-
bles au prochain, il ne saurait atteindre
nos actes intimes. Comment connaîtrait-
il les pratiques secrètes de l'alcôve ? Comment surtout pourrait-il les réprimer ?
C'est ici qu'on comprend l'insuffisance,
l'impuissance de la loi civile et des gendarmes pour nous faire observer la loi natu-

relle et adapter à la morale toute notre conduite.

Disons-le franchement pour dissiper toute équivoque, il n'y a pas de différence entre celui qui tue un enfant en voie de développement, et celui qui détourne sciemment l'une de l'autre les semences prolifiques, entre l'avorteur et le fraudeur.

C'est l'avis d'une *enfant terrible* de la Révolution qui est encore et surtout une femme d'esprit et de talent, madame Séverine. « L'avortement ? écrit-elle, je voudrais bien qu'on me dise, d'abord, *où et quand il commence ?* L'homme qui se gare des suites d'une rencontre, la femme qui préserve immédiatement ses échéances futures, *sont-ils des avorteurs ? En bonne logique, la loi devrait dire oui. Et avorteur aussi, Onan, le vilain homme qui semait son blé en herbe*, ce qui n'a pas empêché, d'ailleurs, Israël de germer et de moissonner !... Et à quel moment est-il légal, l'avortement ? à quel moment ne l'est-il pas ? L'Eglise est logique, au moins, dans ses défenses, mais le code..... ah ! le blagueur ! »

Sous des formes légères et piquantes, madame Séverine nous présente ici des vérités graves, austères. Oui, le code n'est d'accord ni avec la logique ni avec la science, et la manière dont on l'applique tend à faire prendre la justice en mépris et la morale à rebours. Comment se rendre compte de ses arrêts ? La loi interdit l'avortement, et elle tolère tout ce qui le provoque et le favorise, les écoles sans Dieu, les théâtres sans pudeur, les livres licencieux, les gravures obscènes, les pires désordres. La loi reconnaît le mariage, et elle encourage toutes les pratiques qui le battent en brèche et en ruinent les fondements. Elle est faite d'erreurs et de contradictions, et on a raison de la trouver ridicule par son illogisme.

L'assimilation de l'avortement et de la fraude n'est pas faite seulement par Séverine, mais par tous ceux qui ont perdu comme elle les antiques notions de la vulgaire morale. Ils sont logiques au moins avec eux-mêmes en confondant ensemble tous les attentats contre la génération et en les couvrant de la même indulgence et d'un égal pardon. Pour eux, l'avortement est un accident vulgaire où la morale n'a rien à voir. Comme dit Séverine, « c'est un malheur, une fatalité — *pas un crime.* »

C'est une déplorable aberration de l'esprit qui fait regarder l'*homicide* comme légitime et permis. Vous permettez de tuer dans le sein de sa mère un malheureux petit être qui a été librement conçu : n'est-ce pas odieux ? A quel âge cet assassinat sera-t-il interdit ? Jusqu'à quand sera-t-il licite ? Est-ce que la vie humaine n'a pas toujours la même valeur ? Est-ce qu'elle ne doit pas être d'autant plus respectée et protégée qu'elle est plus faible et impuissante ? Est-ce que tout attentat commis contre elle n'est pas criminel ? Quand il ne serait pas justiciable de la cour d'assises, il relève toujours du tribunal de la conscience et tombe sous la sévère et impitoyable condamnation de la morale. Le verdict du Décalogue est éternel : *Non occides !* Tu ne tueras pas !

CHAPITRE V

L'ATTENTAT A LA VIE

Le vice conjugal ne se borne pas à l'onanisme, à la fraude vulgaire, il s'étend à toutes les pratiques qui ont pour but, nous ne disons pas pour effet, d'empêcher les suites de l'acte sexuel, le développement du germe, de l'embryon ou de l'enfant qui a été conçu. On peut le caractériser d'un mot : c'est un attentat à la vie, non pas à la vie possible, mais à la vie réalisée, c'est un crime et un crime contre nature.

Qu'on supprime l'enfant à sa venue, dès sa conception, ou qu'on le tue quelques semaines plus tard, qu'on ait recours à l'onanisme ou à l'avortement, on n'en est ni plus ni moins coupable aux yeux de la conscience et devant la droite raison. C'est l'avis de Séverine, c'est le nôtre, c'est celui de tous ceux qui ne sont pas aveuglés par les passions ou les préjugés et jugent froidement les choses.

Circonstance aggravante, ce sont les onanistes eux-mêmes qui sont les plus ardents, les plus nombreux avorteurs. Il y a là une filiation logique, qui n'a rien, hélas! de naturel mais qui s'explique. Les malheureux qui prétendent jouir sans bornes du mariage n'acceptent pas ses charges, ne veulent d'enfant à aucun prix et s'ingénient dans ce but à recourir à la fraude sous toutes ses formes. Mais si leurs manœuvres anticonceptionnelles échouent, si malgré tout une grossesse apparaît à l'horizon, si un retard intempestif et menaçant se manifeste, alors ils n'ont plus de doute et perdent toute retenue, ils n'hésitent pas à préméditer la mort de l'être qu'ils ont conçu sans le vouloir, l'expulsion coûte que coûte du pauvre embryon. Et ils usent de l'avortement comme de la fraude, sans le moindre scrupule. Preuve nouvelle qu'il n'y a pas pour eux de différence morale entre les deux pratiques.

Les instincts pervers qui fermentent au fond du cœur humain suffisent à guider dans la voie du mal. Et l'on devine leur puissance d'action quand ils s'associent dans le duo conjugal. Chacun des conjoints suggestionne l'autre, calme ses craintes, réfute ses objections, dissipe ses doutes. Et les deux époux en arrivent à accepter, à justifier même à leurs propres yeux le crime qu'ils méditent contre le fruit de leur union.

Le milieu social ajoute son influence délétère qui est considérable. L'affaiblissement ou l'abandon des croyances religieuses a fait perdre peu à peu aux hommes le sens moral, la distinction du bien et du mal. On n'entend plus la voix de la conscience, on est sourd aux règles du devoir, on n'a plus qu'une crainte, celle du gendarme. On se persuade que la loi civile suffit à tout, que ce qu'elle tolère est permis. Et on s'abandonne en toute confiance dans le secret de l'alcôve aux pires infamies parce que la vie *privée* est inviolable et que ses actes n'ont de comptes à rendre à personne. Tout se réduit pour la conduite de la vie à l'odieuse formule : *Pas vu, pas pris !* On sait que l'on agit contre les lois de l'honneur, contre les principes de la morale la plus élémentaire, mais on est pleinement rassuré par le mur qui nous sépare des gendarmes et de l'action judi-ciaire. On oublie qu'il y a en nous, en notre conscience un tribunal permanent et en Dieu un juge suprême.

La presse a une lourde responsabilité dans le désordre des mœurs qui déshonore notre temps et notre pays. Comme si notre nature vicieuse ne suffisait pas au mal, elle vient quotidiennement exciter les passions, troubler les idées, perdre les âmes et les cœurs par les journaux, par les périodiques, par les livres, par les affiches, par les prospectus. On ne déplorera jamais assez ses immenses ravages dans les milieux bourgeois et même dans les masses populaires, surtout depuis que la suppression de la censure a laissé libre carrière aux pires insanités.

L'onanisme est non seulement indiqué, mais recommandé par certains livres spéciaux qui se présentent sous le couvert de la science. Des manuels d'hygiène en donnent l'exacte formule. Tel ouvrage *Amour et sécurité* enseigne aux gens le moyen sûr d'éviter les enfants. C'est la même note qu'on retrouve dans les brochures populaires répandues à profusion dans les villes

et les campagnes par la société du trop
fameux Robin. Cette société, *Ligue de la
Régénération humaine*, se présente sous des
apparences respectables : elle affirme que
la race s'abâtardit et s'étiole, qu'il est ur-
gent de la perfectionner par la sélection et
elle prône les pratiques de la fraude et de la
dépopulation. Il y a encore des badauds
en France ; mais nous préférerions y voir
des hommes de caractère capables de châ-
tier et de chasser du sol national les ennemis du pays, les avorteurs de profession.

Comment l'honnêteté publique tolère-t-
elle encore les infâmies qui s'étalent à la
quatrième page des revues et des journaux
même les plus sérieux, ces annonces égale-
lement immorales où d'une part on excite
les pires lubricités, où de l'autre on promet

la guérison des retards ? Ne parlons pas
ici du commerce des albums et des cartes
postales obscènes qui contribuent si puis-
samment au dévergondage des mœurs.
Mais arrêtons-nous à considérer l'influence
des annonces onanistes. Pourquoi le pouvoir tolère-t-il dans la presse l'insertion
de telles réclames, émanées ou non de
sages-femmes, assurant la guérison des
retards sans danger et à coup sûr ? C'est la
provocation à l'avortement, c'est-à-dire
à un crime puni par la loi. Qu'on ait recours à des pilules purgatives (*pilules périodiques, du mois, anticonceptionnelles)* ou
qu'on procède plus directement et plus
sûrement, le but est le même, l'intention
également coupable, et les parquets devraient sévir. Mais aucune poursuite n'a

lieu : il y a des coupables, mais ils sont trop nombreux, et ils sont couverts par l'indulgence de l'opinion publique.

La vogue des pratiques meurtrières est intense, et la publicité que nous stigmatisons le prouve. Dans un seul numéro de journal ou de revue on compte parfois plus de dix réclames payées promettant la guérison infaillible des retards. Et chaque jour la même insertion se répète. C'est une preuve que les clientes pullulent et que les officines louches se les disputent, trouvant dans l'exploitation de la bêtise humaine une riche mine d'or. Il faut plaindre la sottise, mais quand elle s'allie comme ici au crime, on doit énergiquement la condamner.

Les pharmaciens ont longtemps gardé

l'honneur de leur profession en se refusant
à prêter leur concours aux fraudeurs ; mais
plusieurs n'ont pas résisté de nos jours
à la tentation d'être agréables à certaines
clientes et surtout de faire des affaires.
C'est au point que la corporation s'est
émue de ces excès. Il y a deux ans la *Fédé-
ration Belge des Unions professionnelles de
pharmaciens* réprouvait hautement « la
réclame, la mise en vente et la vente des
remèdes destinés à combattre le retard
normal des époques » et déclarait que
« tout pharmacien convaincu d'avoir re-
couru à ce genre de réclame, sous n'importe quelle forme, et aux actes prémen-
tionnés, serait mis au ban de la Fédéra-
tion, comme indigne ». Plus tard, la *Far-
macia espanola* dénonçait une publication

du même genre en Espagne et en montrait
les dangers. Il serait à souhaiter que non
seulement les pharmaciens mais encore
les médecins s'unissent dans l'intérêt de
l'hygiène morale et de la santé publique
pour obtenir du pouvoir la fin d'un scan-
daleux commerce. Mais qu'attendre d'une
autorité qui tolère et encourage la licence
des rues et des théâtres, et qui ne punit
plus l'avortement?

Nous n'avons pas l'intention d'exposer
ici les modes variés dont se perpètre l'attentat à la vie. Bornons-nous à dire que
l'avortement se fait ou tout au moins se
tente par des moyens vulgaires, par les
médicaments, par les procédés directs ou
chirurgicaux. Sous l'influence de la presse,
par suite de la culture croissante des mi-

lieux populaires, il est certain que peu de
personnes ignorent aujourd'hui ces varié-
tés d'avortements et leur degré respectif
de valeur. Il faut le regretter pour la morale.
Les anciens n'avaient que des procédés
grossiers et d'ordinaire impuissants pour
supprimer le fruit du mariage ; les modernes connaissent des moyens infaillibles
de faire le mal, et de le faire sans conséquences fâcheuses pour la santé. Où est
l'avantage ? Où est le progrès ?

Nous ne nous arrêterons pas aux moyens
vulgaires qu'un ménage onaniste met en
œuvre lorsqu'il constate un retard aussi
fâcheux que normal. On les essaie timide-
ment, maladroitement, sans précautions,
à la hâte et comme furtivement. L'intention est nettement coupable ; mais on est

novice dans la voie du crime et on a comme
honte de son action. La volonté est faible,
presque hésitante, et passe d'une tentative
à l'autre sans suite, sans résultat, mais aussi
sans découragement. On a recours successivement aux bains froids ou chauds, aux
pédiluves sinapisés ou salés, aux fumiga-
tions, aux purgations répétées et énergi-
ques, aux vomitifs, aux exercices violents,
aux chutes, aux fatigues de tout genre,
mais surtout à la compression de la cein-
ture et de l'abdomen. Tous ces moyens sont
usuels, communs, mais à peu près complètement inutiles pour atteindre le but recherché. Ajoutons qu'ils sont de moins
en moins mis en pratique, au moins dans les
villes et surtout dans la classe bourgeoise.

Les époux avisés, dès que la femme est

prise, se renseignent discrètement, vont
aux avorteurs patentés ou non et se livrent
expéditivement au crime. Ceux qui sont
moins ouverts lisent anxieusement les
livres spéciaux, les prospectus, la quatrième page des journaux, se laissent abu-
ser par certains, exploiter par d'autres,
mais, à force de recherches, de patience
et d'argent, arrivent à leurs fins. La plupart s'abandonnent aux mains des *pro-
fessionnels* du crime. Il est rare qu'ils usent
directement des moyens abortifs, sans
avoir consulté préalablement des tenan-
ciers d'officines louches ou des *faiseuses
d'anges*. On cite cependant des maris qui
ont le triste courage de tuer eux-mêmes
l'embryon après s'être instruits de la manœuvre, et des mères qui sont assez dures

pour attenter aux jours du fruit de leurs entrailles. De telles abominations sont rares.

Les médicaments qui sont réputés abortifs, sont en très petit nombre. Doués d'une action incontestable sur l'utérus, ils sont incapables de provoquer seuls l'avortement, mais ils peuvent le favoriser. Eminemment toxiques, ces plantes sont redoutables par les accidents graves qu'elles provoquent. Leur ingestion peut entraîner la mort. Les femmes qui y mettent leur confiance usent donc d'un procédé aussi dangereux qu'inefficace.

La chirurgie moderne a mis, hélas ! aux mains des avorteurs des moyens autrement habiles, à la fois directs, sûrs et inoffensifs. Ce sont ceux qui sont aujour-

6

d'hui presque exclusivement en usage. On
s'adresse à l'utérus gravide par la voie
vaginale et on arrive facilement à arrêter
le cours de la grossesse soit en décollant
l'œuf par la dilatation du col avec des in-
jections d'eau chaude ou avec l'éponge
préparée, soit en perforant les membranes
et en faisant couler le produit. Les instruments spéciaux ne sont pas indispensables;
on leur substitue souvent, par prudence
ou par nécessité, des armes quelconques,
poinçons, ciseaux, aiguilles à tricoter, trin-
gles de rideaux, plumes, etc. Ces moyens
réussissent presque toujours, quand ils
sont mis en usage par une main habile et
exercée, ils ne laissent pas de traces accu-
satrices.

Les personnes qui se livrent à ces vilai-

nes manœuvres, les *faiseuses d'anges* pour
les appeler par leur nom, sont très nombreuses dans les villes où elles sont appe-
lées à exercer journellement leur lucrative profession, mais elles ne manquent
pas dans les campagnes. Ce sont très souvent des sages-femmes.

Celles-ci, nous nous empressons de le
déclarer, sont en grande majorité au-des-
sus du soupçon. Elles sont assez cons-
cientes de leur dignité et de leur devoir
pour refuser leur concours à celles qui le
sollicitent. Mais, il faut l'avouer, si la corporation est honorable, elle donne de trop
nombreuses complices à la pratique homicide. Plusieurs ont même une étiquette
menteuse, l'avortement constituant leur
spécialité et leur unique ressource. Nous

avons cité ailleurs le mot d'une de ces
malheureuses s'excusant de sa détestable
industrie : « Que voulez-vous? *Il faut bien
vivre ;* et depuis que les médecins font les
accouchements, nous n'avons plus que ce
moyen d'existence ! » Il y a, dans les grandes villes, des *maisons* dites d'*accouche-
ment*, qui ne voient presque pas de gros-
sesses arriver à terme et ne sont réellement
que d'infâmes officines, des asiles discrets
et sûrs ouverts à la prostitution et à l'avortement. Elles sont alimentées de *pratiques*
non seulement par d'actives et incessantes
réclames dans la presse, mais encore et surtout par de misérables femmes, sorte d'*en-
tremetteuses*, qui entrent en relations avec
le public sous le couvert d'une profession
avouable (brocanteuses, parfumeuses, mar-

chandes à la toilette, etc.). La réputation de ces maisons s'établit sur la sécurité et le nombre des *succès*, et elle est si bien acquise pour certaines que la foule des femmes *embarrassées* s'y porte, et qu'on y vient de loin, de la province et même de l'étranger.

En dehors des sages-femmes, qui prennent certainement à la faveur de leur diplôme la plus forte part aux avortements secrets, il y a nombre de personnes à l'âge mûr et à la consciense obtuse qui n'hésitent pas, après quelques leçons ou des essais heureux sur elles-mêmes ou sur des amies, à exercer en grand une industrie très lucrative, dont les prix ne sont pas tarifés. Elles s'entourent d'habiles précautions et sont d'ailleurs protégées par la discrétion forcée de leurs complices, mais surtout par la faveur de l'opinion et le silence coupable du public. Toutes les avorteuses de profession sont connues ; on n'en poursuit que quelques-unes et on les condamne rarement comme elles le méritent. Pour les plus coupables, elles échappent à tout accident : les instructions qui s'ouvrent ne s'achèvent pas, les enquêtes avortent ou sont négatives, et l'affaire est *classée*, c'est-à-dire abandonnée. A quoi attribuer ces faiblesses de la justice, sinon à l'empire croissant du mal, au nombre incalculable de crimes qui énerve et décourage la répression ?

Dans beaucoup de villes et de villages, des femmes âgées, des matrones *pratiquent* volontiers à l'occasion pour *obliger* les femmes grosses, se chargeant contre argent de les *décharger* clandestinement. Il y a même des hommes qui se livrent à ce vilain métier ; et l'on a signalé dernièrement un vieillard de province qui avait passé sa vie à pratiquer des manœuvres criminelles et qui avait sur la conscience plusieurs milliers d'avortements.

Le corps médical n'a pas échappé à la contagion du crime ; et il nous est douloureux d'avouer qu'un certain nombre de nos confrères s'est fait un jeu de l'avortement. Il y a des médecins peu délicats qui obéissent facilement aux coupables suggestions des familles, qui préviennent même leurs inavouables désirs et qui opèrent la délivrance sous des prétextes divers, mais fallacieux. Il y en a d'autres qui vont plus

droit au but, acceptent de supprimer un fruit inattendu et opèrent sur
demande et à des prix très rémuné-
rateurs. Des ménages pourvus d'enfants
ont pris l'habitude de ces petites opérations qui, pratiquées discrètement, dé-
barrassent le foyer de bouches coûteuses
et paraissent en somme avantageuses
pour tous.

Les médecins doivent à leur accès dans
l'intimité des familles, à leur situation
sociale, à leur habileté reconnue d'être souvent sollicités à faire des avortements clan-
destins : on ne les poursuit pas seulement
de requêtes discrètes, voilées, mais de
demandes positives, d'instantes prières.
On les formule même dans des lettres com-
promettantes. Nous avons reçu pour notre

part assez de ces tristes missives pour en faire un dossier, mais nous avons jeté au feu tout récemment ce paquet malpropre. Il n'est pas de praticien qui n'ait à subir de vilaines propositions ; mais, grâce à Dieu, les confrères qui se dégradent en les acceptant sont rares, et ils le seraient encore plus s'ils avaient au cœur la religion du devoir et le respect du Décalogue. La profession médicale s'honore par une dignité constante et par l'observance des lois morales ; elle compte peu d'indignes.

Malgré tous leurs efforts, en dépit de leur intention coupable, les époux onanistes n'arrivent pas toujours à supprimer l'enfant qu'ils ont conçu. Les manœuvres frauduleuses sont vaines, les tentatives d'avortement échouent ; le temps passe, et bientôt la grossesse est trop avancée pour qu'on ose risquer un infanticide dangereux.

Le terme qui arrive amène au monde un enfant frais et rose. Aura-t-il grâce devant ces cruels bourreaux, qui sont ses père et mère? Peut-être. Les parents acceptent en général ce fardeau qu'ils ont tout fait pour supprimer. Mais plusieurs, ancrés dans l'onanisme, n'abandonnent pas leur funèbre idée, poursuivent leur noir forfait. Ils n'ont pas recours à un meurtre brutal, ils pratiquent un infanticide insidieux et lent. Dans ces premiers mois de l'existence où tant de menus soins sont nécessaires, ils négligent le pauvre petit être, le privent de nourriture, l'alimentent mal ou à contretemps, l'abandonnent dans son berceau : ils ne tuent pas l'enfant, ils le laissent mourir.

Médecin inspecteur de la première enfance, nous avons été le témoin indigné et impuissant de faits de ce genre : nous avons particulièrement observé un ménage ouvrier, pourvu de deux grands enfants, dont les plus jeunes bébés bien venus à terme disparurent successivement à 6 ou 8 mois, sans maladie définie, sans cause avouable, par l'incurie calculée et coupable des parents.

Voilà le vice conjugal dans tout son développement et dans toute sa hideur. La loi civile se montre impuissante à conjurer cette forme encore rare d'infanticide, ce meurtre aisé et sûr. La loi morale le maudit et le condamne ; et la conscience publi-

que éprouve un violent sentiment d'indi-
gnation et d'horreur en face de tels for-
faits.

CHAPITRE VI

MORALE ET RELIGION

Le verdict de la morale en face de toutes les tentatives qui se font contre la génération est et sera toujours le même.

A toutes les périodes de son développement et dès la conception, l'enfant a droit à la vie. C'est un *homme* en voie de formation ; et tous nos soins, toutes nos sollicitudes doivent tendre à lui faire atteindre sa fin.

Or toutes les pratiques de la fraude et de l'avortement n'ont qu'un but : arrêter le développement du germe, supprimer l'embryon, tuer le fœtus. Elles sont également criminelles, également coupables, car elles constituent un *homicide*.

On a trouvé le mot bien gros et on a proposé de l'atténuer, sans doute pour atténuer la faute. Vains efforts ! Le verdict de la morale ne change pas suivant l'âge de l'enfant : sa destruction n'est jamais autorisée, c'est toujours un *homicide*. D'ailleurs on serait bien embarrassé de dire à quelle époque précise, déterminée, se manifeste l'*homme* qu'il n'est pas permis de tuer, surtout maintenant qu'on s'accorde à tenir le fœtus comme animé dès le début de la conception (1). Il n'y a que

1. Dr S., *La Morale*, t. I, p. 261.

des sectaires ou des viveurs pour refuser le droit à la vie à de pauvres petits êtres sans défense et sans pouvoir, pour excuser et même justifier leur meurtre prémédité. Nous avons cité ailleurs ces mots cruels d'un prétendu savant italien, Balestrini : « Le fœtus, surtout dans les premiers mois, représente pour la société moderne *qui n'est plus théologique*, bien plus un animal qu'un être humain, et c'est bien plus, qu'on me permette le mot, un *bruticide* qu'un homicide. » Et l'on devine que toute cette belle plaidoirie n'est faite que pour atténuer le crime monstrueux des avorteurs et des fraudeurs. Mais les matérialistes perdent leur peine, et ce n'est pas avec des mots qu'ils nous feront prendre le change sur les idées. La morale enseigne et enseignera toujours qu'il n'est pas permis de tuer un homme, même et surtout quand il n'a que quelques heures ou quelques jours d'existence, quand il est impuissant à se défendre. Le meurtre, dans ces conditions, c'est plus qu'un crime, c'est une lâcheté.

Mais nos matérialistes n'ont que trop raison sur un point. La société contemporaine n'est plus *théologique*, ce qui veut dire dans leur langage, n'est plus religieuse, ne s'inspire plus dans ses actes des principes du christianisme, des lois fondamentales du Décalogue. Et c'est là qu'est le mal.

La morale nous dicte ses lois ; mais nous restons libres de les observer ou de les enfreindre. Il n'y a que la religion qui ait la vertu de nous les imposer. Pourquoi ? Parce qu'elle nous enseigne à connaître, à aimer et à adorer Dieu, parce que les principes de la morale ne peuvent nous être donnés avec autorité que par ce Législateur suprême, le roi de la création et le maître de nos consciences. Supprimez Dieu et la religion, et vous ruinez du même coup la morale : l'homme ne trouve plus en face de lui que des hommes comme lui, il ne relève plus que de sa volonté et prend pour loi son bon plaisir.

Ces vérités sont évidentes à tout esprit qui pense ; et l'on comprend à leur lumière l'anarchie intellectuelle et morale dans laquelle se débat et meurt le monde contemporain. Les sectaires ont fait la guerre à Dieu, ont chassé la religion et ses représentants des écoles, des asiles, des hôpitaux ; et du même coup ils ont ruiné

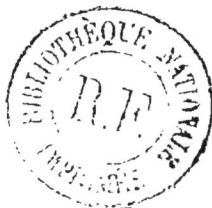

la morale dans les âmes et dans la société.
Toutes les misères dont nous souffrons
viennent de là. On a perdu la foi en Dieu,
on a bafoué et persécuté l'Eglise, cette
grande *école de respect;* et les générations
nouvelles ne respectent plus rien, ni la dignité de leur vie, ni l'honneur de leur foyer,
ni le bien du prochain, ni sa vie même. Les
abominables excès du vice conjugal que
nous stigmatisons en ce livre sont dus à
une aberration du sens moral ; mais cette
aberration même est née de la désertion des
pratiques religieuses, de la perte de la foi.
La bête humaine s'est livrée aux pires turpitudes, parce qu'on l'a déchaînée, parce
qu'on a supprimé la seule bride capable
de la maintenir sous le joug de la raison.

Il y a longtemps que Dieu a défendu à l'homme de tuer son semblable « *Non occides*. Tu ne tueras point ». Telle est la formelle prescription du Décalogue. Les passions humaines l'ont trop souvent violée, mais la religion n'a cessé de la leur enseigner et de la leur commander. Et quand le Fils de Dieu, Notre Seigneur Jésus-Christ est venu sur la terre, il n'a pas supprimé la loi ancienne, il l'a agrandie et illuminée des éblouissants rayons de sa charité.

Chrétiens, nous ne devons pas seulement respecter notre prochain dans sa vie et dans ses biens, nous devons le traiter comme un frère, l'aimer et le servir. Nous sommes tous ici bas les enfants de Dieu, notre Père des cieux, et nous devons, pour l'amour de Lui, aimer tous les hommes comme nous-mêmes.

La charité, qui est le fruit béni du christianisme, élève et complète la justice, elle ne la supprime pas. Et notre premier devoir est de respecter le droit d'autrui, les biens et la vie du prochain. Il faut donc s'attacher d'abord à l'observance des lois primordiales du Décalogue. Le précepte : *Tu ne tueras point !* s'impose à toute conscience droite et lui défend tout attentat contre la génération, toute atteinte aux lois sacrées du mariage. Soyons justes avant tout, et nous pourrons prétendre alors à suivre les conseils évangéliques, à demander au ciel le feu dévorant de la divine charité.

CHAPITRE VII

MALTHUS

Quoi qu'on dise, le nom de Malthus reste indissolublement lié à la question de l'onanisme conjugal ; et c'est pourquoi nous consacrons tout un chapitre au célèbre économiste. Les fraudeurs et ceux qui les approuvent seront toujours qualifiés de *malthusiens* en vertu d'une opinion quasi populaire qu'on s'efforce vainement de renverser. Il semble qu'il n'y ait plus rien à reprendre à l'aphorisme connu de Proudhon : « Les malthusiens soutiennent la moralité de l'onanisme. » Et pourtant la vérité nous oblige à formuler à cet égard des réserves absolues. Malthus n'a jamais préconisé l'emploi des préservatifs, des éponges, et n'a jamais recommandé la fraude conjugale.

Comment expliquer cette erreur qui a une importance capitale et frise l'injustice ? Elle est due à notre avis aux aberrations, aux exagérations des nombreux disciples de Malthus. Le maître a professé une doctrine économique qui est discutable mais qui n'a rien de répréhensible, il a scrupuleusement observé et défendu les règles de la plus élémentaire morale. Ses élèves ont dénaturé sa doctrine, l'ont rendue odieuse et coupable. Et le sentim.ent vulgaire ne se trompe pas quand il accuse les malthusiens de violer la mo- rale, d'outrager la sainteté du mariage, de détruire la famille et la société. Malthus n'en reste pas moins une figure respecta- ble de l'histoire, qu'il est utile de mettre en lumière.

Né le 14 février 1766 à Rockery, Thomas- Robert Malthus entra à 18 ans au collège de Cambridge et en sortit pour devenir pasteur et occuper une cure près d'Albury. C'est là qu'il commença ses études d'écono- mie politique, dont le fruit fut l'*Essai sur le principe de population*, son principal ouvrage, qui fit sa réputation et sa gloire. Il est juste aussi d'ajouter qu'il fit scan- dale et attira à son auteur les plus vives critiques.

Le besoin de s'instruire, de compléter et de vérifier ses premiers travaux entraîna Malthus à voyager dès 1799 : il visita successivement la Norwège, la Suède, la Finlande, la Russie et, en 1802, la France et la Suisse. De retour en Angleterre, il donna une édition revue et corrigée de son livre. La notoriété lui était venue et lui valut, en 1805, grâce à la protection de Pitt, la chaire d'histoire et d'économie politique au collège de la Compagnie des Indes à Haylesbury, près d'Hertford. Il devint membre de la Société Royale de Londres, associé libre de l'Académie des sciences morales et politiques de Paris, membre de l'Académie royale de Berlin. Il s'était marié en 1805 et avait eu trois enfants. Il contracta vers la soixantaine une maladie de cœur et mourut subitement en 1834. Sa vie s'écoula calme et presque monotone dans la méditation et le travail.

La genèse de son livre est bien connue. Un auteur anglais, William Godwin prétendait gravement dans plusieurs de ses livres (*La justice politique, L'investigateur*, etc.) que tous les maux de l'humanité relèvent de l'État, qu'ils doivent être attribués au vice des gouvernements. Malthus ne pouvait admettre une telle erreur et se mit en devoir de la réfuter : il le fit dans son *Essai sur le principe de population*, où il établit sans peine que les maux dont nous souffrons ne viennent ni du pouvoir ni de la société, mais naissent de notre fond même, tiennent aux vices inhérents à la nature humaine.

Plongé depuis quelque temps dans l'é-
tude des statistiques, en face des dénom-
brements périodiques de la Suède et des
Etats-Unis, notre économiste avait remarqué que le nombre des hommes ne cesse de
croître, contrairement à l'opinion qui avait
prédominé jusque-là. Il eut la curiosité
de rechercher la proportion dans laquelle
s'accroissait la population et quelles seraient dans l'avenir les conséquences sociales de cet accroissement. C'est tout l'objet
de son livre.

Sa première conclusion fut la suivante :
« Nous pouvons tenir pour certain que,
lorsque la population n'est arrêtée par aucun obstacle, elle va doublant tous les
25 ans, et croît de période en période selon
une progression géométrique. »

Cette question initiale résolue, une autre se pose aussitôt : Les subsistances nécessaires pour faire vivre cette population subissent-elles une progression correspondante ? Malthus répond par la négative. « L'amélioration des terres stériles, écrit-il, ne peut être que l'effet du travail et du temps ; et il est évident, pour ceux qui ont la plus légère connaissance de cet objet, qu'à mesure que la culture s'étend, les additions annuelles qu'on peut faire au produit moyen vont continuellement en diminuant avec une sorte de régularité.» Et notre auteur en arrive à cette conclusion formelle : « Les moyens de subsistance, dans les circonstances les plus favorables à l'industrie, ne peuvent jamais augmenter plus rapidement que selon une progression arithmétique. » En d'autres termes, l'espèce humaine croît comme les nombres 1, 2, 4, 8, 16, 32, et les subsistances nécessaires à sa vie n'augmentent que comme les chiffres 1, 2, 3, 4, 5, 6, ... En trois siècles, la population serait aux moyens de subsistance comme 4096 est à 13. Voilà la terrible perspective que faisait entrevoir Malthus.

Mais, quelle que soit l'éloquence des chiffres, ils ne sont pas infaillibles. On l'a remarqué depuis longtemps, les théoriciens les arrangent à leur manière pour leur faire dire ce qu'ils veulent. La loi établie par Malthus est-elle vérifiée ? Plusieurs le contestent absolument, et il est probable que la progression de l'humanité n'obéit pas à une règle aussi simple que l'a rêvée le doux économiste. Des causes multiples président à la procréation des enfants; ce qui rend difficile ou plutôt impossible la progression mathématique. En s'autorisant de statistiques récentes, plusieurs auteurs ont montré que la population s'accroît moins vite que ne l'avait pensé Malthus.

Une autre objection, très grave, se présente encore, et elle a été formulée par Rossi. « Qui peut affirmer, dit-il, que de nouvelles substances alimentaires ne seront pas découvertes, qu'on ne trouvera pas le moyen de retirer de la même étendue de terrain des produits pouvant suffire à la nourriture d'une population double ou triple de celle qu'on peut alimenter avec les produits actuels ? » De fait non seulement l'alimentation s'est enrichie de produits naturels qu'ignoraient les anciens, mais encore une connaissance plus exacte de la science l'a rendue meilleure, plus rationnelle. Qui dira jamais la portée de ces progrès incessants ?

A la théorie de Malthus, un irréductible adversaire, Proudhon, a opposé la sienne qui paraît redoutable sous sa forme mathématique : « Je suppose, dit-il, que deux hommes isolés, sans instruments, disputant aux bêtes leur chétive nourriture, rendent une valeur égale à 2. Que ces deux misérables changent de régime et unissent leurs efforts : par la division du travail et par l'émulation qui vient à la suite, leur produit ne sera plus comme 2, il sera 4 puisque chacun ne produit pas seulement pour lui, mais aussi pour son

compagnon. Si le nombre des travailleurs
est doublé, la division devenant en raison
de ce doublement plus profonde qu'aupa-
ravant, les machines plus puissantes, la
concurrence plus active, ils produiront 16 ;
si le nombre est quadruplé, 64. Le produit
est donc nécessairement en raison de la
population, laquelle détermine à son tour
le degré de division, la force des machines,
l'activité de la circulation ; ce que la
science reconnaît et démontre, c'est que
si l'accroissement de la population est double, l'accroissement de la consommation
est quadruple, et quadruple l'accroissement de la production ». Ce raisonnement
paraît lumineux, il n'est que spécieux ;
car il ne tient compte que de l'un des fac-
teurs du travail, du capital humain, et il mé-

connaît l'autre facteur, le capital-matière, qui n'est pas moins indispensable. Les *matières premières* que fournit la nature sont nécessaires pour alimenter le travail : il faut en tenir compte.

Il faut encore faire état du temps, sans lequel tous les calculs sont vains. Comme Hœger l'a fait remarquer, « l'équilibre entre les populations inégalement réparties sur le globe se rétablit de soi-même avec le temps, qu'il ne faut pas mesurer par l'âge des individus ».

N'insistons pas davantage sur les multiples données du problème social qui le rendent si complexe et revenons à l'exposé des idées de Malthus. Il reconnaît deux catégories d'obstacles au principe de population : *l'obstacle préventif* (preventive check) et *l'obstacle répressif* (positive check).

Ce dernier est de nature variable. Malthus y range les maladies, la famine, les guerres, les épidémies, l'insalubrité des villes, les travaux malsains, les excès de tout genre. Ce sont en somme, comme il le dit lui-même, les effets du vice et du malheur.

« L'obstacle préventif, déclare-t-il, en tant qu'il est volontaire, est propre à l'espèce humaine et résulte d'une faculté qui la distingue des animaux brutes, savoir de la capacité de prévoir et d'apprécier des conséquences éloignées. » Il comprend deux espèces bien distinctes et que l'auteur oppose l'une à l'autre, le *vice* et la *contrainte morale*.

« Parmi les obstacles préventifs, écrit-il, *l'abstinence du mariage jointe à la chasteté* est ce que j'appelle *contrainte morale* (mo-

ral restraint). » — « Le libertinage, ajoute-
t-il, les passions contraires au vœu de la
nature, la violation du lit nuptial, en y
joignant tous les artifices employés pour
cacher les suites des liaisons criminelles ou
irrégulières sont des obstacles préventifs
qui appartiennent manifestement à la
classe des vices. »

La chasteté, le mariage tardif, tels sont
donc les deux remèdes que Malthus oppose
à l'accroissement de la population. Ils sont
de nature à sauvegarder la morale.

Le premier est préconisé par le christianisme et n'a pas besoin d'être défendu. Il
s'impose dans le mariage comme hors du
mariage (1). Et il n'y a que les viveurs

1. D\u1d63 S., *L'Amour*, t. I et t. II.

pour prétendre la continence impossible
et tenir la *contrainte morale* comme une
vaine utopie ou une « curiosité d'étagère ».
Sans doute le sens nous poursuit de ses excitations ; mais la volonté aidée de la
grâce est de taille à le contenir. Plus
l'humanité s'avance dans les voies chrétiennes, voies montantes de la perfection,
plus elle se détache de la chair et s'élève
à la spiritualité.

Le mariage tardif devient de plus en
plus fréquent de nos jours, à cause des
difficultés croissantes de la vie. Il est accep-
table pourvu qu'on y arrive sans avoir
prostitué l'amour dans des liaisons illégiti-
mes et honteuses. Et il n'est pas un mora-
liste qui le condamne quand il couronne
une jeunesse vigilante, travailleuse et pure.

La chasteté demeure la loi de la vie humaine, et Malthus lui a rendu la place et l'hommage qu'elle mérite.

On n'en saurait dire autant de plusieurs de ses disciples, les uns immoraux, les autres odieux et extravagants. Ce sont ceux-là qui ont fait au Malthusianisme une si mauvaise réputation qu'il apparaît à beaucoup comme synonyme d'onanisme.

Le conseiller Weinhold écrit à Halle un ouvrage (1827) où il propose gravement de soumettre à l'*infibulation* (1) tout jeune homme qui n'a pas assez de ressources pour nourrir une femme et des enfants. C'est la condamnation au célibat, c'est la continence obligatoire que tous les

---

1. Cf. Dr S. *La Morale*, t. Ier.

principes se refusent à admettre. Mais l'esprit de système ne connaît pas de bornes.

Un élève de Malthus, en Angleterre, ne poussa-t-il pas la philanthropie jusqu'à supprimer les nouveaux-nés dont les parents se trouvaient besoigneux : on devait selon lui les soumettre à une asphyxie sans douleur.

Les partisans modernes du malthusianisme ne sont pas aussi sanguinaires, mais la plupart hélas, se distinguent par leur immoralité. Nous ne nous arrêterons pas à les stigmatiser, leur procès étant fait dans une autre partie de ce livre. L'objet de notre chapitre est atteint : il était de montrer que Malthus fut un philanthrope éclairé, un honnête homme et que les exagérations de sa doctrine ne doivent être attribuées, comme les malhonnêtetés, qu'à la malice humaine.

CHAPITRE VIII

L'OPINION MÉDICALE

Dans une question aussi grave que celle de l'onanisme, on ne saurait s'entourer de trop de lumières ; et c'est pourquoi nous croyons utile d'en référer aux médecins, appelés trop souvent par leur profession à connaître de la fraude conjugale, et capables de donner une opinion motivée et scientifique.

Nous ne devons pas nous faire illusion, les médecins ne se distinguent pas des hom-

mes vulgaires, il sont faibles comme eux
et reflètent trop souvent les idées de leur
temps, quand ils ne cèdent pas aux entraî-
nements de la passion. Leur unanimité,
qui serait si désirable en pareille matière,
n'existe malheureusement pas. Ils se di-
visent en deux catégories bien distinctes :
d'une part le petit groupe, bruyant mais
faible, des sectaires matérialistes qui, n'ad-
mettant ni Dieu ni morale, déclarent licites
toutes les infractions à la loi naturelle et
regardent non seulement comme autorisés,
mais comme recommandables tous les attentats contre la génération ; de l'autre,
l'immense majorité du corps médical, qui,
fidèle à ses traditions et aux lois de
l'honneur, entend respecter le Décalogue
et n'admettre comme méthode anticon-

ceptionnelle que la seule continence. On a pu juger de la valeur respective des deux camps en présence par l'enquête singulière qu'a tentée naguère la *Chronique médicale* (février-mars 1905) et que nous avons analysée dans un autre ouvrage (1).

Parlons d'abord des médecins assez osés pour recommander hautement la fraude, ce qu'ils appellent d'un menteur euphémisme la *prophylaxie anti-conceptionnelle* et pour tendre la main aux avorteurs. Ils sont rares, et leur autorité est mince.

L'initiateur est le docteur Klotz-Forest. Son premier article avait pour titre : « La *prophylaxie anti-conceptionnelle est-elle légitime ?* » Son dernier livre marque un

---

1. Dr S., *Autour du mariage*, 4e éd., Maloine.

plus haut degré d'audace : *De l'avortement. Est-ce un crime ?* Il ne voit pas,
comme Séverine, de différence essentielle
entre la fraude et l'avortement, et il le
dit sans vergogne avec une crudité offen-
sante. Il admet que la femme « peut désirer, pour des raisons diverses, l'interrup-
tion de sa grossesse » et il ne voit pas
d'obstacle à un tel vœu : « Mais, dira-t-on,
c'est la fin de l'espèce ! Si vous autorisez
la femme à n'être mère qu'à son gré... vous
finirez par détruire en elle toute aspiration
maternelle. Votre féminisme excessif abou-
tit au suicide social... *Et après ?* » Aucune
perspective n'effraie cet *humanitaire* athée.
Périsse l'humanité plutôt que les principes du matérialisme !

M. Klotz-Forest a découvert une excellente raison de préférer la fraude à l'avortement : celui-ci présente des aléas, des dangers, et il est toujours loisible d'y recourir quand toutes les manœuvres d'onanisme ont échoué. Ecoutez ce maître de morale : « Après tout, écrit-il, l'avortement, même précoce, n'est point aussi inoffensif qu'on le prétend ; il expose à des dangers, à des souffrances, il peut nécessiter une intervention étrangère, toujours ennuyeuse et coûteuse. Pourquoi ne pas recourir d'emblée à un moyen plus sûr et moins pénible, la prophylaxie anticonceptionnelle ? Nous ne parlons pas bien entendu, de la prophylaxie radicale et définitive, la castration, mais seulement de la prophylaxie momentanée, qui se pratique au moment du coït. Les pro-

cédés ne manquent pas, et *si beaucoup*
sont d'une efficacité douteuse, il reste toujours la ressource de l'avortement.» On
ne réfute pas de pareilles aberrations ;
mais on peut demander à cet émule de
Boisleux pourquoi, de tous les moyens anti-
conceptionnels, il rejette le seul vrai et le
seul efficace, celui que Pajot recommandait,
la continence. C'est un moyen *moins bête*,
et c'est le seul moral. Voilà sans doute ce
qui explique son omission. On sacrifie les
principes de l'honnêteté, les règles de l'humanité, les droits de l'esprit, mais on sauvegarde les *droits de la bête*.

Les confrères qui partagent la morale
du Dr Klotz-Faust sont une poignée, mais
il faut les connaitre.

C'est le Dr Sicard, de Plouzoles. « La

prophylaxie anticonceptionnelle, écrit-il, est un droit de la femme *qui doit rester libre, même mariée, d'être ou de ne pas être mère.* »

C'est le Dr G. Lévy estimant « que les parents éventuels devraient être absolument maîtres de procréer ou non » et énumérant tous les moyens prophylactiques à l'exception du seul convenable, la continence.

C'est le Dr L. Pron, de Joinville. « Comme homme, écrit-il, je pense que tout être humain a le droit absolu de se soustraire à la procréation pour des raisons sociales ou individuelles, *dont lui seul est juge.* »

C'est le Dr Gotchalk tenant « la limitation de la natalité comme un devoir absolu » et s'attristant « que des néo-malthu-

siens passent leur temps à des **questions**
aussi bêtes que celle qui consiste à savoir
si la femme a le droit d'être ou de ne pas
être mère, comme si l'être humain n'était
pas libre dans toutes ses actions, précisé-
ment parce qu'il est l'être humain et non
pas une bête instinctive. C'est vraiment
à désespérer de la Raison ». Le malheureux
ne sent pas qu'il prostitue la raison en lui
demandant d'abaisser ses droits devant
ceux de la bête. Il n'y a qu'un moyen *raisonnable* de ne pas procréer : c'est de s'abstenir du commerce charnel. Insensé qui
ne le voit pas !

C'est le Dr Aimé Gardette qui admet
« la prophylaxie anticonceptionnelle au
triple point de vue médical, social et individuel ».

C'est le Dr Foveau de Courmelles qui la trouve « morale, utile, nécessaire, *nécessaire même pour la repopulation* » (?)

C'est le Dr Adda de Tunis qui mène avec ardeur la campagne en faveur de la fraude, estimant que « la formule évangélique : « Croissez et multipliez » doit être inversée et remplacée par les verbes opposés : restreignez, évitez. »

C'est le Dr L. Maurice, rejetant avec horreur « les scrupules théologiques qui sont la négation de toute médecine » et déclarant « que l'individu est en droit d'employer les moyens d'éviter les charges de la famille ».

C'est le Dr Feraud, de Philippeville, qui admet très bien la méthode anticonceptionnelle et réclame son enseignement à la jeunesse. « La médecine, déclare-il, a le droit et le devoir d'initier tous ceux qui le lui demandent aux mesures de prophylaxie anticonceptionnelle. »

C'est le Dr J. Darricarrère pour lequel « la stérilité volontaire est souvent un acte de primordiale honnêteté, parfois un acte de prudence économique. *Toujours elle est un droit.* Jamais je ne saurais la qualifier de malhonnête ». Ah ! la belle morale !

C'est le Dr P. Kouindjy « partisan convaincu de la prophylaxie anticonceptionnelle, avant la conception du germe », qui se glorifie d'avoir été pendant ses vacances l'enseigner et la recommander aux instituteurs allemands.

C'est le Dr Moreau (de Malakoff) qui s'attribue « le devoir de donner, dès qu'il en voit l'indication, les conseils de prophylaxie anticonceptionnelle ».

C'est le Dr Callamand (de Saint-Mandé), grand ennemi du cléricalisme et de la morale, partisan de ce qu'il appelle la liberté de conception entre les sexes et qu'il tient pour un droit naturel.

C'est le Dr Roux (de Saint-Etienne) qui admet entièrement la prophylaxie anti-conceptionnelle.

Et c'est tout. Une quinzaine de méde-cins se sont rencontrés (dans un pays comme la France qui en compte 20.000) pour avoir la franchise d'avouer leurs cyniques idées, pour oser préconiser la prophylaxie anticonceptionnelle ou la fraude. Comme nous l'écrivions naguère, « cette infime proportion n'est pas faite pour donner confiance à nos modernes réformateurs, et l'on peut dire que le référendum soulevé par eux a tourné à leur confusion et à notre gloire. »

En face des malheureux qui osent prôner le procédé malthusien, il faut, en effet, placer l'immense armée des praticiens qui entendent rester fidèles à l'honneur de la profession et se font un devoir de respecter le Décalogue.

Mettons à leur tête le vaillant maître de Montpellier, le professeur J. Grasset qui défend la vérité et venge la morale. « Je reste opposé, dit-il, à la prophylaxie anti-conceptionnelle prescrite et réglementée par le médecin... L'antique morale s'éclaire, *mais ne change pas ses anciens principes*, quelle que soit la poussée des nou-

velles acquisitions de la science... Faites de
l'hygiène..., mais faites aussi et surtout de
la morale. *Moralisez la conception au lieu
de chercher les moyens de la restreindre.* »

Le Dr Alfred Fleury, de Bar-le-Duc,
proteste énergiquement contre l'idée de
M. Klotz-Forest et « réprouve entièrement
la conduite des femmes qui ne veulent pas
avoir d'enfants et qui veulent se faire stériliser ».

Le Dr André Lucas, de Monte-Carlo,
regarde le moyen comme très risqué et ne
recommande que la renonciation au plaisir sensuel.

Le Dr Le Veziel, de Caen, ne croit pas à
l'âme mais respecte du moins la morale et
la maternité. Et ses conclusions sont très
fermes : « Rien ne peut légitimer la pro-

phylaxie anticonceptionnelle définitive. Il n'est point de raison sociale ou individuelle qui puisse légitimer une pratique si opposée aux lois de la nature. »

Pour le Dr Salignat, « le seul moyen anticonceptionnel que le médecin doit indiquer est l'abstinence ».

Le Dr Raoult, de Vernon, est du même avis. Il ne connaît que la continence comme moyen de réaliser la prophylaxie anticonceptionnelle, et il affirme qu'elle doit être observée dans certains cas entre les conjoints.

Le Dr Latruffe-Colomb est très catégorique contre l'application de la prophylaxie anticonceptionnelle.

Le Dr Francis Bleynie, de Masseret (Corrèze), est partisan de cette prophylaxie, mais « à une condition, sine qua non, qu'elle consistera exclusivement dans l'absence des rapports sexuels ».

Le Dr Villechauvaix s'indigne contre la fraude et estime que le mariage est institué pour la génération, « que la femme doit faire des enfants ».

Le Dr Leflaive trouve que « la cause principale de l'abaissement de la natalité en France est *l'affaiblissement des convictions religieuses* » et déplore le nombre effrayant « des mesures anticonceptionnelles mises en œuvre quotidiennement dans les rapports sexuels ».

Le Dr J. Arrous, de Prades, n'accepte pas davantage la fraude et « défie qu'on lui donne des raisons sociales ou individuelles pour assassiner ou stériliser ».

Le Dr H. Bucquet, médecin de l'Hôtel-Dieu, de Laval, se range catégoriquement parmi les adversaires de la prophylaxie anticonceptionnelle.

Un médecin distingué de Paris, le Dr F. de Backer ne condamne pas seulement l'onanisme au point de vue moral, il le déclare facteur de cancer. Et ses raisons ne manquent pas de poids.

Le D^r Ch. Maigné, de Saint-Servan, repousse la fraude comme contraire à la religion, à la morale et aussi au bon ordre social. « La fin du mariage, écrit-il, son seul et unique but, est d'avoir des enfants. Si donc, pour une raison ou une autre, l'un des deux époux n'est pas en état de remplir complètement ses devoirs..., c'est un devoir pour son médecin de lui interdire la vie conjugale. Nous ne pouvons, en effet, admettre tout conseil, toute intervention frauduleuse dans l'accomplissement de l'acte sexuel. Autoriser ces pratiques, c'est encourager la débauche, c'est favoriser le vice, c'est détruire la famille. ...La seule prophylaxie, c'est la continence absolue, l'abstention complète des rapports, le lit séparé. »

Arrêtons-nous là. Nous pourrions multiplier ces témoignages. Nous avons reçu, à l'occasion de notre livre *Autour du mariage*, des adhésions précieuses de confrères qui condamnent avec nous et comme nous la honteuse fraude et le criminel avortement. La note si grave et si constante de la raison et de la vraie science est donnée par des centaines, que disons-nous ? par des milliers de médecins. Et l'on peut dire à notre honneur que l'immense majorité du corps médical dépose en faveur du devoir conjugal et de l'éternelle morale.

CHAPITRE IX

L'OPINION PUBLIQUE

L'opinion publique, dont le poids est si grand dans la vie sociale, est-elle favorable, est-elle hostile au vice conjugal et, pour le dire d'un mot, à la fraude ?

Grave question qu'il n'est pas facile de résoudre, mais qui s'impose à notre examen. On comprend, suivant la solution qu'elle reçoit, l'orientation des mœurs publiques, les espérances qu'on peut concevoir pour le relèvement du pays ou les craintes qu'on peut avoir pour sa déchéance progressive et sa ruine.

L'opinion publique, on l'a dit, est *ce qu'on la fait*. Elle subit presque fatalement l'influence de l'ambiance, surtout l'action du pouvoir et de la presse. Et les ennemis de Dieu et de la morale le savent bien. Depuis qu'ils ont accaparé l'autorité publique, ils multiplient leurs efforts pour fausser la conscience nationale. Ils travaillent sans relâche l'opinion, espérant l'amener lentement à leur haine sectaire et à leurs basses conceptions. Mais la tâche est rude, immense, et jusqu'ici, grâce à Dieu, ils n'ont pas su la remplir.

La morale, l'antique morale, garde, malgré tout, sa force et son prestige. Et, si beaucoup de gens entraînés par la passion

arrivent à la violer, ils ont honte de leur
faute et ils se gardent de s'en vanter. Ils
se reprochent le crime qu'ils ont commis et
ils le blâment encore plus énergiquement
chez les autres. N'est-ce pas là un véritable hommage rendu au Bien par ceux
mêmes qui le méconnaissent et l'offensent
dans un moment d'égarement ?

La fraude n'a jamais été bien vue dans
les milieux populaires ; et si elle s'y répand
de plus en plus, elle n'a pas cessé d'être tenue pour malhonnête et comme infamante.
Nous ne faisons pas difficulté de reconnaître que dans les milieux bourgeois elle
est mieux portée. Mais c'est une tolérance
de mauvais aloi et qui n'empêche pas la
morale de garder ses droits. On use de la
fraude carrément, sans scrupule, mais à la

dérobée, dans l'ombre. Sa pratique clan-
destine et honteuse l'accuse trop nettement pour qu'on doute de son caractère
malhonnête et délictueux. Et l'on pourrait
espérer un revirement favorable des mœurs
publiques, un retour à la saine pratique
du mariage, si la science se montrait déci-
dément à la hauteur de son rôle, si les
savants s'accordaient à défendre la vérité
et à venger la morale.

Le vice, il faut l'avouer, a trouvé dans la
médecine, sinon son premier inspirateur,
du moins son meilleur soutien. Quelle précieuse assurance pour les fraudeurs de pouvoir s'appuyer sur l'autorité de la science,
de pouvoir dire qu'ils n'agissent que d'a-
près les conseils de leur médecin, sur
l'ordre de la Faculté ! Les praticiens n'ont

que trop souvent donné de mauvais conseils à leurs clients, les ont engagés dans la
voie coupable, les y ont encouragés et assu-
rés. Dénués de tout scrupule *théologique*
ou moral, affranchis de toute crainte par
leur diplôme, ils n'ont pas tenu compte des
sévères prescriptions de la conscience et ont
agi selon leur bon plaisir. Nous ne parlons
ici, bien entendu, que des confrères sans
foi ni loi. Ils ne se sont pas contentés d'é-
tendre démesurément les indications de
l'avortement provoqué et de sacrifier cri-
minellement de malheureux fœtus dans
le sein de leurs mères. Ils ont hautement
préconisé l'onanisme dans les familles ; et
l'on a vu, en pleine Faculté de Médecine, un
maître renommé, Pajot, en donner publiquement la recette à ses élèves sans sou-

lever les moindres protestations, sans amener dans le public ou dans la presse la récla-
mation indignée d'un honnête homme.

Ces temps sont loin ; et nous ne pensons
pas qu'un professeur se risque aujourd'hui
à faire un pareil geste. On n'est pas plus
vertueux, mais on compte davantage avec
l'opinion publique, on a peur de la presse
et de ses libres organes. Les idées ont évo-
lué, et dans un bon sens. Pour mesurer ce
mouvement, il suffit de rappeler qu'il y a
cinquante ans deux membres de l'Académie
de médecine étaient seuls à défendre les
droits sacrés de l'enfant et à proscrire
l'avortement provoqué dans les cas de
dystocie et qu'actuellement tous les
maîtres s'accordent à renoncer dans la
pratique à cette navrante opération et à

lui substituer la symphyséotomie ou mieux l'opération césarienne. Sans doute ce revirement'de la science est dû en partie aux progrès de la chirurgie abdominale, mais il serait injuste de ne pas l'attribuer aussi à un respect mieux entendu de la morale, de la vie humaine et des droits sacrés de l'enfant.

Souhaitons que cette réaction salutaire du corps médical s'accentue et s'étende de plus en plus. Les médecins honnêtes et consciencieux sont le grand nombre : qu'ils se rendent compte de leur force, qu'ils s'affirment nettement, qu'ils défendent et relèvent l'honneur de la profession en face de la poignée de confrères qui prostituent notre art au service de la haine sectaire et des plus viles passions ! Et l'opinion publique enfin éclairée et guidée se rangera nettement sous leur bannière et adoptera leurs conclusions. On a noté à cet égard, dans ces dernières années, d'heureux symptômes qui sont significatifs.

Un folliculaire a prétendu entraîner les masses populaires dans un mouvement violent contre l'Eglise catholique en instituant un referendum médical sur la salubrité de Lourdes. Quelques sectaires seulement se sont levés pour répondre à ses vues mauvaises. Mais le corps médical avait été consulté, et il allait répondre. A l'appel du vaillant professeur Vincent, de Lyon, trois mille confrères ont nettement déclaré en quelques jours qu'aucune raison d'hygiène ne s'opposait aux pèlerinages de Lourdes. La conviction était faite dans l'esprit du public. Le folliculaire se tint coi, et les rieurs ne furent pas de son côté.

Le referendum de la *Chronique médicale* qui eut lieu en 1905 et dont nous parlons dans ce livre eut un enseignement analogue. On voulait amener les médecins à déclarer que la prophylaxie anticonceptionnelle est non seulement licite, mais recommandable. Quelques sectaires sans autorité ont soutenu cette monstruosité, mais en revanche de braves confrères se sont levés en grand nombre pour faire honneur et réparation à la dignité professionnelle, et ils ont montré que la seule prophylaxie permise est la continence. Le referendum que les ennemis du Décalogue avaient soulevé a donc tourné à leur confusion. Les médecins ont prouvé par un acte public leur respect du mariage et de ses lois.

Ces faits sont consolants et font bien augurer de l'avenir. Mais il ne faut pas s'endormir sur d'heureux succès, ni dans une fausse sécurité. Les sectaires ont toutes les audaces, surtout sur un terrain où ils savent que le dérèglement des mœurs vient à leur aide, et que la justice a d'infinies complaisances pour le mal. Ils n'ignorent pas qu'ils peuvent produire sans crainte les pires insanités, recommander impunément des manœuvres coupables que la loi condamne, se faire les complices et les aides des avorteurs. Et le vice a beau jeu en présence de cet énervement de l'action publique.

La presse, le roman se sont mis au service des plus abominables thèses. Et pour donner un exemple, nous n'avons qu'à citer le livre récent du Dr Jean Darricarrère : *Le droit à l'avortement.* Il s'agit d'une jeune fille qui succombe à l'amour *avant le mariage.* Quelques minutes plus tard, le fiancé meurt subitement emporté par une crise d'angine de poitrine, et quelque temps après la malheureuse se trouve à la fois enceinte et frappée de syphilis. Le docteur appelé propose l'avortement à la jeune fille qui l'accepte sans sourciller. Mais il faut citer textuellement pour se rendre compte de l'état d'âme de cet étrange et peu scrupuleux confrère : « Il se réjouissait en pensant que, grâce à son intervention, une honnête jeune fille pourrait vivre respectée comme par le passé, exempte de la

réprobation inique que la société réserve à
celles qui ont laissé parler librement leur
cœur et leurs sens, avant l'heure des prises
de possession, des initiations officielles.
Et surtout il se félicitait d'empêcher de
venir au monde un pauvre être exposé par
une désolante hérédité, aux menaces con-
tinuelles d'une maladie, dont on ne peut
jamais, du moins jusqu'ici, prévenir sûrement les redoutables atteintes ultérieures,
un malheureux innocent, à qui cette même
société, toujours marâtre, plus cruelle
encore que la nature, eût fait expier aussi
injustement que durement le *crime d'être
né.* »

Notre confrère a campé là de jolis per-
sonnages, et l'on se demande lequel est le
plus indigne ou le plus méprisable, du

médecin, de la jeune fille *honnête* ou du
fiancé aussi vérolé que hardi. De tels individus ne se voient pas tous les jours, et il
faut plaindre et fuir le monde où ils fré-
quentent. Mais n'insistons pas. Le roman
n'est qu'une forme habile pour présenter
la thèse et pour la faire accepter. Toute-
fois, elle est si risquée, si honteuse, qu'elle
arrête et décourage le lecteur. Le Dr Darricarrère a voulu aller trop vite, il devance
son temps et le nôtre. Son livre déshonore
la profession et sert mal sa mauvaise cause,
il n'est bon que pour le pilori à moins qu'il
ne soit justiciable de la cour d'assises.
Mais, soyez sans crainte, il ne sera pas
poursuivi ; et le pouvoir, regardant cette
œuvre d'un œil sympathique, décernera à
l'auteur le ruban rouge. C'est l'insigne qui

convient à cet avorteur de cabinet ;
mais n'est-ce pas surtout un signe des
temps ?

CHAPITRE X

REMÈDE TROMPEUR

Le vice conjugal est si répandu, si ancré dans les foyers que les moralistes se sont ingéniés à lui trouver un remède pour ramener la paix et l'honneur au sein des ménages. Qui les blâmerait de leur zèle charitable, quand même ce zèle les aurait entraînés en dehors des bornes permises, à la recherche d'une panacée trompeuse ? *Errare humanum est.* Ils ont vu l'homme torturé par le sens, ils l'ont entendu dire

qu'il ne pouvait résister à ses étreintes, et
ils ont anxieusement cherché le moyen de
le contenter sans contrevenir à la loi naturelle et sans offenser la loi de Dieu. La
science a paru un instant capable de leur
donner ce merveilleux moyen. Le malheur
est qu'il a trompé toutes les espérances,
piteusement échoué dans la pratique. C'est
un remède auquel il est prudent de ne pas
recourir, c'est un remède trompeur.

On ne saurait le méconnaître, la concupiscence nous assaille, nous étreint, nous
enserre si étroitement qu'on échappe ma-
laisément à ses morsures. C'est une véritable robe de Nessus qui recouvre et enve-
loppe notre pauvre nature, et dont elle
ne se débarrasse jamais entièrement malgré
ses plus généreux efforts. On veut croire

qu'on y a échappé, et on la retrouve collée à sa misérable chair qui s'agite et qui brûle, on ne saurait la dépouiller d'une manière durable et définitive.

La raison est bien là qui nous dénonce les dangers et la vanité de la chair, qui nous rappelle au sentiment de notre dignité et de notre liberté. Mais quelle force d'âme est nécessaire pour l'entendre et surtout pour lui obéir, quand la passion gronde au fond du cœur, quand ses ardentes appétitions grandissent et réclament furieusement satisfaction !

Les moralistes, désireux de concilier les exigences du sens avec celles de la morale, ont cru trouver dans une théorie savante, celle de Négrier, le moyen de satisfaire les conjoints qui, entourés d'enfants, ne se sentent pas capables de résister longtemps à l'appétit sensuel et ne veulent pas en fraudant violer la loi de Dieu.

D'après Négrier, la conception serait impossible en dehors des jours qui précèdent ou qui suivent la sortie des règles. Il y aurait alors une *période agénésique* pendant laquelle on pourrait impunément se livrer aux rapports sexuels *sans aucune chance de procréation.*

Forts de cette théorie, les moralistes en ont fait part aux conjoints inquiets et leur ont dit : « Réservez-vous au voisinage des règles ; mais, en dehors de ce temps prohibé, usez sans crainte de vos droits. Vous ne voulez pas de nouveaux enfants : vous n'en aurez pas, pourvu que vous observiez la continence à chaque époque menstruelle, pourvu que vous n'ayez de rapports que pendant la période agénésique. »

Le malheur est que la théorie de Négrier était absolument fausse et que dans sa propre famille l'expérience vint détromper le pauvre confrère. Les conjoints qui se sont fiés à l'avis des moralistes ont été trompés à leur tour : ils ont constaté à l'usage qu'il n'y avait pas de *période agénésique* et qu'on pouvait concevoir en tout temps. On ne saurait donc dénoncer trop haut l'erreur, d'autant plus qu'elle est encore enseignée par nombre de directeurs de conscience et que bien des gens l'acceptent en toute confiance, usent de la permission, quittes à être cruellement trompés par l'événement. On devine les regrets, les récriminations qui naissent de là, et l'on comprend qu'il est nécessaire de mettre les choses au point.

Il y a longtemps que nous avons pour notre compte répondu à cette exigence. Dans tous nos livres (1), nous avons dénoncé l'erreur de Négrier et indiqué ses causes : on nous permettra donc d'être très bref ici.

Il y a une *période génésique* : tous les auteurs s'accordent à le reconnaître, depuis Hippocrate jusqu'à Négrier. La fécondation a les meilleures chances de se produire au voisinage des règles. Mais ses occasions ne sont pas enfermées dans un si court délai, comme en témoigne nettement la

---

1. Dr S., *La Morale*, t. I; *La Vie à deux; L'Amour; Autour du mariage.*

curieuse enquête de Raciborski. Ce savant
a pu obtenir de quinze femmes des rensei-
gnements très précis sur la date des rapprochements sexuels qui ont été fécon-
dants. Cinq femmes conçurent un peu avant
les règles. Une seule fut fécondée en plein
écoulement menstruel. Pour huit cas,
l'imprégnation se fit après les règles, dans
les deux jours qui suivirent. Pour le dernier cas, le coït fécondant eut lieu dix
jours après la fin du flux menstruel (1). De
tels faits établissent l'existence de la *période génésique*, ils ne prouvent pas celle
de la *période agénésique*. Tous les faits
démontrent au contraire qu'une femme peut
être fécondée à n'importe quel jour du mois.

1. *Traité de la menstruation*, p. 117.

La fécondation dépend de la rencontre des spermatozoïdes et de l'ovule. Or cette rencontre se fait dans des conditions très variables. Les spermatozoïdes cheminent plus ou moins vite : Bischoff en a rencontré d'animés dans les trompes d'une lapine huit jours après l'accouplement. D'autre part, l'ovule a des degrés divers de maturation : il se détache hâtivement ou tardivement suivant les circonstances. Non seulement les rapprochements, mais les sensations voluptueuses, les désirs sensuels ont l'action la plus directe, la plus décisive sur l'ovulation, peuvent la provoquer ou l'avancer. Et c'est ainsi que la plus grande latitude se trouve donnée, dans le mois, à la rencontre des deux éléments de la génération, en un mot, à la fécondation.

Le sens veut toujours sa satisfaction, les rapports concourent nécessairement à la procréation ; et la Bonne Nature arrive invariablement à ses fins, rectifiant à l'occasion et corrigeant la malice humaine.

CHAPITRE XI

LE DEVOIR

Le devoir est prescrit et imposé en quelque sorte par la nature avant de l'être par la conscience éclairée et droite. Pourquoi est-il si souvent, si universellement méconnu et violé ? Demandez-le aux déraisonnables et fougueuses passions de la pauvre nature humaine. Dès que ces passions sont calmées ou plutôt bridées, la raison reprend son empire et nous dicte nettement la loi du devoir, conforme de tous points à la loi de la nature.

On se marie pour faire souche, pour avoir des enfants. Sans doute l'apaisement de la concupiscence est vivement recherché, et parfaitement légitime. Mais la procréation n'en est pas moins la fin première, l'objet principal du mariage.

La cohabitation est la forme de l'union conjugale, et le rapport est son premier devoir. On doit le faire exactement, complètement ou *s'en abstenir*. Toute manœuvre qui le fausse *volontairement* est coupable, interdite. Et c'est pourquoi Dieu condamna si sévèrement le premier fraudeur Onan. La réprobation et la honte qui s'attachent à l'acte coupable n'ont pas varié au cours des siècles, parce que le vice conjugal est contraire à la loi naturelle et parce que la morale est éternelle comme Dieu même.

Mais le mariage se résume-t-il dans la génération ? Et l'union conjugale ne comporte-t-elle qu'une longue et incessante jouissance sensuelle ? Des moralistes à courte vue l'ont cru et enseigné, mais nous avons montré amplement ailleurs (1) qu'ils ont fait une erreur, et une erreur inconciliable avec notre dignité et notre raison.

L'amour humain n'est pas l'amour bestial ; il est plus et mieux que cela, il est avant tout raisonnable. On se marie certes pour avoir des enfants, mais on se marie aussi pour créer un foyer, pour vivre en

---

1. Dr S., *L'Amour malade*, 2e éd., p. 149.

famille, pour élever et instruire ses enfants, pour soutenir, défendre et propager la société ! En un mot, le mariage n'est pas un vulgaire *accouplement*, c'est une union des âmes, des cœurs, de deux êtres raisonnables. Et il faut tenir compte des intérêts spirituels qui dominent les besoins de la bête. C'est dire que la *continence* s'impose.

Cette notion de la continence est capitale dans le mariage : nous l'avons enseignée dans un autre livre (1) et nous n'y insistons pas. C'est la base de l'union, c'est la règle de l'amour et l'honneur de notre nature. Tous les ménages honnêtes en vivent au grand profit de la société.

Les enfants qui viennent combler leurs

1. Dr S., *L'Amour sain*.

désirs sont leur joie et leur honneur. Les foyers où ils se pressent nombreux sont bénis du Ciel, mais à la condition que la bonne éducation soit assurée. Il est mauvais de produire des êtres pour les livrer au vice et à l'ignorance. Mieux vaut n'avoir pas d'enfants que de les mal élever. Leur quantité n'est pas plus un brevet de vertu que leur absence n'est pour le ménage une note d'infamie. La procréation est une œuvre respectable et sainte, mais il ne faut pas en faire une opération bestiale, mais il y a un terme raisonnable à lui poser. Il n'est pas défendu de la limiter, si l'on use *honnêtement* du mariage, si l'on s'interdit rigoureusement la fraude conjugale.

La réserve que nous indiquons est dictée

par la raison, et son application varie
beaucoup. Tout dépend des conditions
matérielles et morales, de la santé et de
l'âge des conjoints, et aucune règle précise
ne peut présider à des déterminations mo-
tivées par les circonstances. Mais, nous
l'avons dit, et il faut le répéter, c'est toujours l'abstinence, l'abstention des rapports, la continence en un mot, qui s'impose
à ceux qui ne veulent plus d'enfants.

Toute la vie du mariage doit être domi-
née et réglée par la continence. Et, dans
la famille agrandie, les époux peuvent,
d'un commun accord, par un acte de raison
et de vertu, renoncer aux rapports, brider
les désirs charnels, sans cesser d'être unis,
aimants et forts. La chasteté qui avait été
la sauvegarde de leur jeunesse devient la

loi de leur âge mûr. Ils l'observent facilement, la supportent gaiement, n'ayant
jamais borné leur horizon aux sens et
comprenant tous les jours davantage la
haute portée de la vie, les devoirs du pré-
sent, les radieuses espérances de l'avenir.
Ils élèvent de jour en jour leurs idées, ils
surmontent leurs bas désirs, ils s'abs-
tiennent de l'œuvre de chair, autant que
la concupiscence ne les déborde pas, et ils
consacrent leurs jours à l'éducation des
chers petits que Dieu leur a donnés. N'est-
ce pas continuer dignement leur procréation, n'est-ce pas remplir admirablement
leur vie dans l'accomplissement du devoir ?

Mais, dira-t-on, c'est un rêve que cette
continence conjugale dont on célèbre ainsi

les merveilleux effets. La chasteté n'a qu'un temps, elle cède tôt ou tard la place aux ardeurs du sens, elle ne peut résister indéfiniment aux excitations, aux occasions de la vie commune.

C'est une erreur, au moins pour ceux qui ne limitent pas leur horizon à la chair, au moins pour ceux qui ont le cœur et la raison d'accord. L'élévation des pensées, excitée et alimentée par une foi pratique et agissante, est toujours nécessaire, elle n'empêche pas le soulèvement violent des passions, mais la volonté bien éveillée est là pour les calmer et les brider. La lutte est, certes, rude, et elle doit être de part et d'autre également active, vigilante, constante. L'important est que chacun s'y consacre, s'observe, se prévienne, résiste aux tentations d'où qu'elles partent, garde partout et toujours la réserve qui convient, avec une intention droite et pure, avec une volonté forte, inébranlable.

La continence est certes d'observance plus difficile dans le mariage que dans le célibat, mais elle est toujours possible quand les époux sont d'accord pour y être fidèles. Cependant, est-il besoin de le dire, elle ne se soutient pas toute seule, elle ne va jamais sans les règles précises qui la garantissent. Les époux qui renoncent à la procréation doivent non seulement s'abstenir de tout rapport, mais prendre les précautions indispensables pour atténuer ou brider le sens, éviter toutes les occasions dangereuses, les spectacles, les lectures malhonnêtes, les excès de la table, ils doivent surtout avoir un lit à part. Cette séparation de la nuit est nécessaire pour prévenir les écarts autant que le comporte la faiblesse humaine. Elle supprime le commerce charnel, elle ne supprime pas la vie commune, elle la grandit, l'élève, la spiritualise en quelque sorte. L'affection du cœur, loin de diminuer, s'accroît en s'affinant. Les caresses, les privautés sont le gage de l'union : elles restent possibles, pourvu qu'on ne s'y abandonne pas.

Voilà tout le devoir de la vie conjugale : il est grand comme l'homme même et mérite qu'on s'y attache avec cœur, avec constance, dans la plénitude de la raison et de la liberté.

CHAPITRE XII

PLUS HAUT

La chasteté est le grand devoir de la foi chrétienne, c'est la loi de la vie. Ce n'est pas seulement Dieu qui l'a dictée à nos cœurs, c'est la raison même qui nous l'impose. Dans cette courte vie, il faut mériter le Ciel, gagner son éternité, se montrer digne de sa double qualité d'homme et de chrétien. On marche virilement à sa destinée, toujours en avant, toujours plus haut. *Excelsior*, voilà notre devise.

Comment pourrions-nous douter un instant de notre devoir? Comment pourrions-nous hésiter un instant à le remplir? Comment les obstacles, les difficultés, les faiblesses mêmes de notre nature arriveraient-elles à nous en détourner? Nous sentons bien que là est la loi de notre conscience comme le salut individuel et social.

La raison est le guide tutélaire de notre vie : elle nous montre la vraie valeur des biens qui s'offrent à nous et nous fait préférer les supérieurs aux inférieurs, les vertus de l'âme aux besoins du corps. C'est elle qui nous tient en garde contre les appétits déréglés et insatiables, qui défend non seulement notre âme, mais notre corps contre les excès du sens. C'est elle qui nous éclaire sur notre devoir conjugal et nous apprend à toujours donner l'empire à l'esprit sur la bête, c'est elle qui nous impose la chasteté.

Mais cette raison dont nous sommes si fiers ne se suffit pas à elle-même. A mesure qu'elle s'exerce et nous indique la voie montante de la perfection, elle constate ses lacunes, sa faiblesse et son insuffisance. Elle ne trouve partout autour d'elle, même dans la science, qu'obscurité et mystère et serait vite découragée et impuissante si elle ne voyait dans l'infirmité de ses aperçus, dans l'échec répété de ses efforts le besoin d'un guide supérieur, la nécessité d'un secours surhumain, en un mot, la nécessité de la foi.

La raison éclairée et fortifiée par la foi, voilà l'arme du succès, le secret de la

vie. C'est avec elle que nous pouvons vaincre la nature et exalter la volonté, c'est
avec elle que nous arrivons à dominer la
matière et à nous spiritualiser tous les
jours davantage, devenant ainsi le « sur-
homme » que les théories de Nietzsche
n'ont jamais su réaliser.

Plus haut ! toujours plus haut ! C'est
l'aspiration constante de l'esprit qui sent
de plus en plus la fragilité et l'instabilité
des biens de ce monde et comprend l'importance, l'incomparable valeur des biens
éternels.

Plus haut ! C'est encore et surtout le
cri des ménages chrétiens qui ont goûté les
joies de la chair et en ont vite mesuré la
médiocrité et senti le vide et qui pensent
à s'en détacher de plus en plus pour s'at-

tacher aux grands devoirs de la vie, pour pratiquer les vertus évangéliques, pour désirer l'union avec le bien qui ne passe pas, avec la perfection, avec Dieu.

Plus haut ! C'est le cri naturel de l'homme qui pense et qui raisonne, c'est aussi et surtout celui de l'homme qui a entendu les divines promesses et qui comprend sa royale destinée. Comment ne pas se rendre devant les splendeurs de l'éternité où nous attend le Christ Sauveur? Comment, enchaîné dans les liens de la chair, désenchanté de cette terre, confus de sa misère, ne pas aspirer ardemment à la possession du Ciel?

Lamartine l'a dit dans son style magi-

que, et chacun de nous le sent au fond de
son cœur inquiet et inassouvi :

L'homme est un Dieu tombé qui se souvient des cieux.

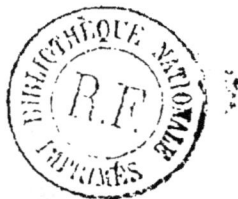

TABLE DES MATIÈRES

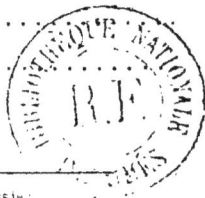

Orléans, imp. H Tessier.

www.ingramcontent.com/pod-product-compliance
Lightning Source LLC
Chambersburg PA
CBHW050104210326
41519CB00015BA/3817